神经外科常见病症临床诊治

周　焜　等/主编

中国纺织出版社有限公司

图书在版编目（CIP）数据

神经外科常见病症临床诊治 / 周焜等主编. -- 北京：
中国纺织出版社有限公司, 2020.7
ISBN 978-7-5180-7504-1

Ⅰ. ①神… Ⅱ. ①周… Ⅲ. ①神经外科学 – 常见病 – 诊
疗 Ⅳ. ①R651

中国版本图书馆CIP数据核字（2020）第100540号

策划编辑：樊雅莉　　责任校对：寇晨晨　　责任印制：王艳丽

中国纺织出版社有限公司出版发行
地址：北京市朝阳区百子湾东里A407号楼　邮政编码：100124
销售电话：010—67004422　传真：010—87155801
http://www.c-textilep.com
中国纺织出版社天猫旗舰店
官方微博http://weibo.com/2119887771
三河市宏盛印务有限公司印刷　各地新华书店经销
2020年7月第1版第1次印刷
开本：710×1000　1/16　印张：10.5
字数：202千字　定价：68.00元

凡购本书，如有缺页、倒页、脱页，由本社图书营销中心调换

前　言

　　神经外科是当今医学专业领域中发展较为迅速的学科,神经外科疾病大多病情凶险,需要尽快明确诊断及恰当处理。为此,编者特总结多年的临床工作经验,参阅大量国内外相关的文献资料,编写了《神经外科常见病症临床诊治》一书。

　　本书涵盖了神经外科常见疾病的应用解剖、病因、病理生理、临床表现、诊断、治疗及预后等各个方面。编写过程中,在注重临床诊疗的基础上,也适当增加了当前基础研究的前沿知识。本书内容丰富,贴近临床,实用性强,可供神经科各级医师参考阅读。

　　本书在编撰过程中,编者付出了很大的努力,但由于编写经验不足,加之编写时间有限,难免存在疏漏之处,恳请广大读者及同行提出宝贵意见,以供今后修改完善。

编　者

2020 年 4 月

目　录

第一章 颅脑外伤

第一节 头皮损伤

一、头皮血肿

(一)定义

1.皮下血肿

皮下组织的血管出血,血肿位于头皮表层和帽状腱膜之间。

2.帽状腱膜下血肿

帽状腱膜下层的血管撕裂出血,血肿位于帽状腱膜下。

3.骨膜下血肿

血肿积聚在骨膜和颅骨之间,多为颅骨骨折板障出血或骨膜剥离所致。

(二)诊断依据

1.临床表现

有外伤史,多为钝器伤。

(1)皮下血肿:局部肿块、疼痛。

(2)帽状腱膜下血肿:范围广,有波动,可有贫血或休克。

(3)骨膜下血肿:血肿止于骨缝,多见于婴幼儿。

2.辅助检查

(1)血常规检查。

(2)头颅 X 线片:包括血肿部位切线位。

(3)必要时,行头颅 CT 了解有无合并其他颅脑损伤。

(三)鉴别诊断

头皮下肿物。

（四）治疗

1.内科治疗

(1)早期冷敷,24～48h 后热敷。

(2)加压包扎。

(3)有休克表现者,应补充容量。

2.外科治疗

巨大帽状腱膜下血肿和骨膜下血肿可在严格消毒的情况下,行穿刺抽吸后加压包扎,有时需多次穿刺才能排净积血。

二、头皮裂伤

（一）定义

由锐器或钝器伤所致的头皮连续性中断,可伤及帽状腱膜,有时可深达骨膜。

（二）诊断依据

1.临床表现

(1)头部外伤史。

(2)头皮活动性出血。

(3)可有贫血或休克。

2.辅助检查

(1)血常规检查。

(2)头颅 X 线片:包括创伤部位切线位。必要时,行头颅 CT 了解有无合并颅内损伤。

（三）治疗

1.内科治疗

(1)注射破伤风抗毒素。

(2)根据伤口情况及受伤时间,决定是否给予抗生素、输血、补液等。

(3)有休克表现者,应建立静脉通路,扩容。

2.外科治疗

紧急处理时压迫止血。早期行清创缝合,一般在 24h 内可行一期缝合。

三、头皮撕脱伤

(一)定义

切线方向暴力作用于头皮,导致头皮自帽状腱膜下层或连同部分骨膜被撕脱。

(二)诊断依据

1.临床表现

(1)头部外伤史,多为发辫受暴力牵拉。

(2)大块头皮撕脱,可有颅骨裸露。

(3)头皮活动性出血。

(4)可有贫血或休克。

2.辅助检查

(1)血常规检查。

(2)头颈 X 线片。

(3)必要时,行头颅和颈部 CT,了解有无颈椎和颅内损伤。

(三)治疗

1.内科治疗

(1)注射破伤风抗毒素。

(2)给予抗生素、输血、补液等。

(3)有休克表现者,应建立静脉通路,扩容。

2.外科治疗

(1)在伤后 6h 内,皮瓣完整、无明显污染时,可争取行血管断端吻合,皮瓣复位再植;其次,可行中厚皮片植皮术。

(2)若颅骨裸露,可在颅骨外板多处钻孔深达板障,或将该处外板凿除,待肉芽组织形成后再植皮。

(3)若创面已有感染,需清洁创面,定期换药,控制感染并长出肉芽组织后再植皮。

第二节　颅骨损伤

一、颅盖骨骨折

（一）定义

颅骨受外界暴力导致颅盖骨的连续性中断，按骨折形态分为线性骨折、粉碎性骨折和凹陷性骨折。

（二）诊断依据

1.临床表现

（1）头部外伤史。

（2）受伤部位头皮血肿或裂伤。

（3）凹陷性骨折可有局部颅骨下陷。

（4）可有局灶神经功能障碍或癫痫发作。

2.辅助检查

（1）头颅 X 线片可见骨折线部位和形态；骨折部位切线位可示凹陷骨折的程度。

（2）头颅 CT 骨窗像可见骨折部位。

（三）鉴别诊断

小儿骨缝未闭合及正常骨缝。

（四）治疗

1.内科治疗

（1）有癫痫发作者，予抗癫痫药物治疗。

（2）合并开放性损伤者，可酌情应用抗生素预防感染。

2.外科治疗

（1）单纯线性骨折一般不需特殊处理，要警惕有无合并颅内损伤。

（2）粉碎性骨折合并开放性损伤时，应手术清创，清除游离碎骨片，硬膜裂口应缝合修补。

（3）凹陷性骨折片陷入颅腔大于 1cm，可择期行骨折片复位或清除术。

（4）凹陷性骨折片压迫脑组织，引起癫痫发作或神经功能障碍，应尽早行骨折片复位或清除术。

(5)大面积骨折片陷入颅腔,引起颅内压增高,应急诊行骨折片清除减压术。

二、颅底骨折

(一)定义
颅骨受外界暴力导致颅底骨质的连续性中断。多为线性骨折,并常为颅盖骨骨折线的延续。

(二)诊断依据

1.临床表现

(1)头部外伤史。

(2)前颅窝骨折:①眶周淤血("熊猫眼"征),球结膜下淤血;②脑脊液鼻漏;③可有嗅神经或视神经损伤。

(3)中颅窝骨折:①脑脊液鼻漏或耳漏;②可有第Ⅱ至第Ⅷ对脑神经损伤;③颈内动脉-海绵窦漏——搏动性突眼和血管杂音;④鼓室出血,鼻出血;⑤乳突部皮下淤血(Battle征)。

(4)颅后窝骨折:①乳突部皮下淤血(Battle征);②可有后组脑神经(Ⅸ~Ⅻ)损伤。

2.辅助检查

(1)耳鼻流出液行葡萄糖定性和定量检查显示为脑脊液。

(2)头颅X线片,包括颏顶位、汤氏位、柯氏位,可见骨折线,但常难以发现。

(3)头颅CT可见骨折线或气颅。

(三)鉴别诊断
鼻外伤、眼外伤。

(四)治疗

1.内科治疗

(1)半坐卧位。

(2)避免用力咳嗽和擤鼻涕,严禁堵塞漏口,不宜行腰椎穿刺以防逆行感染。

(3)抗生素预防颅内感染。

(4)颈内动脉-海绵窦漏可行Matas试验,压迫患侧颈内动脉,以了解颅内侧支循环情况,也可作为治疗方法之一。

(5)若有大量鼻出血致窒息,应行气管插管,清除气道内血液,保持气道通畅。

(6)若有大量耳鼻出血致休克,应快速扩容,必要时,可压迫患侧颈内动脉或填塞鼻腔以止血。

2.外科治疗

(1)脑脊液漏不自愈达4周以上,可行漏口修补术。

(2)对明确有骨折片或血肿压迫视神经致伤后视力下降者,应早期行视神经减压术。

(3)颈内动脉－海绵窦漏不愈或加重者,需行介入或手术治疗。

第三节　脑损伤

一、脑震荡

(一)定义

头部外伤导致轻度脑损伤,引起短暂脑功能障碍。

(二)诊断依据

1.临床表现

(1)头部外伤史。

(2)短暂意识障碍,一般不超过0.5h。

(3)近事遗忘(逆行性遗忘)。

(4)可有脑干、延髓抑制:心率减慢、血压下降、面色苍白、冷汗、呼吸抑制、四肢松软等。

(5)头痛、头晕、恶心、呕吐、乏力、烦躁等。

(6)神经系统检查无阳性体征。

2.辅助检查

(1)腰穿颅压正常,脑脊液无红细胞。

(2)头颅CT检查颅内无损伤改变。

(三)鉴别诊断

轻度脑挫裂伤、醉酒、药物中毒。

(四)治疗

(1)卧床休息约1周,给予止痛、镇静等对症治疗,消除患者对脑震荡的畏惧心理。

(2)监测生命体征和神经系统功能,若有神经功能恶化,及时复查头颅CT。

二、脑挫裂伤

（一）定义

头部外伤后,脑组织的变形和剪性应力导致着力点和对冲部位脑实质损伤,脑实质点片状出血,软脑膜和脑组织断裂、水肿、坏死。

（二）诊断依据

1.临床表现

（1）头部外伤史。

（2）意识障碍,其与损伤的部位和程度有关,多为伤后立即昏迷,且时间较长,一般超过 0.5h。

（3）局灶性神经功能症状和体征,如偏瘫、失语、锥体束征、视野缺损、感觉障碍以及癫痫发作等。

（4）生命体征改变:体温升高,心率加快,呼吸浅快,血压早期下降,后期可增高。

（5）颅内压增高:头痛、恶心、呕吐、烦躁、视盘水肿、库欣(Cushing)反应等。

（6）可有脑膜刺激征。

（7）可有脑疝表现:小脑幕裂孔疝——患侧动眼神经麻痹、对侧肢体瘫痪和锥体束征;枕大孔疝——呼吸循环紊乱。

2.辅助检查

（1）血常规有应激表现:白细胞总数增高等。

（2）肝肾功能、电解质检查可有水电解质紊乱、肾功能受损等。

（3）血气分析可有低氧血症、高二氧化碳血症。

（4）腰椎穿刺可见血性脑脊液。

（5）头颅 X 线平片可有颅骨骨折。

（6）头颅 CT 可见脑组织呈混杂密度改变,低密度区内有斑片状高密度出血区,呈"胡椒面"样,周围可有水肿,脑室、脑池受压变窄,可有中线移位或蛛网膜下腔出血。

（7）头颅 MRI 可进一步了解受损脑组织部位、范围和周围水肿情况。

（三）鉴别诊断

弥漫性轴索损伤、脑震荡、颅内血肿。

（四）治疗

1.内科治疗

（1）监测生命体征、血氧饱和度和神经系统功能,若有神经功能恶化,及时复查头颅 CT。

（2）保持气道通畅,必要时可行气管插管。

（3）吸氧,避免低氧血症。

（4）维持血压正常或略偏高。

（5）降低颅内压:头部垫高 $15°\sim30°$,给予甘露醇、呋塞米,轻度过度通气（PCO_2 维持在 $25\sim35mmHg$)等。

（6）酌情使用激素。

（7）预防性使用抗癫痫药。

（8）维持水、电解质平衡,适当限制液体入量。

（9）对症降温、镇静。

（10）营养支持。

（11）病情稳定后,可开始康复治疗,包括高压氧、理疗、针灸、功能锻炼等。

2.外科治疗

必要时可行有创颅内压监测,保守治疗颅压仍超过 $30mmHg$,甚至出现脑疝,CT 显示有占位效应,中线移位,需行去骨瓣减压术和(或)脑损伤灶清除术。

三、弥漫性轴索损伤

（一）定义

加速或减速惯性力所致的弥漫性神经轴索损伤（DAI）,主要位于脑的中轴部位,即胼胝体、脑干、大脑半球灰白质之间、脑室旁等处,病理表现为轴索断裂、轴浆溢出。

（二）诊断依据

1.临床表现

（1）头部外伤史。

（2）伤后持续昏迷。

（3）生命体征紊乱,包括呼吸节律紊乱、心率和血压不稳。

（4）瞳孔变化:瞳孔可时大时小或散大固定,对光反射消失,可有凝视。

（5）四肢肌张力增高,锥体束征,可呈去大脑强直。

(6)可出现脑干生理反射消失,包括头眼垂直反射、头眼水平反射、角膜反射、咀嚼肌反射消失等。

(7)可出现掌颏反射、角膜下颌反射。

2.辅助检查

(1)血常规可有应激表现,如白细胞总数增高等。

(2)血气分析可有低氧血症、高二氧化碳血症。

(3)腰椎穿刺颅内压可正常。

(4)头颅 CT 和头颅 MRI 可见脑皮质和白质之间、脑室周围、胼胝体、脑干及小脑内有散在的小出血灶,无显著占位效应。

(5)脑干听觉诱发电位可见病灶以下正常,病灶水平及其以上异常或消失。

(三)分级

DAI 是一个基本的病理性诊断,外伤后昏迷持续长于 6h 的常与 DAI 有关。临床判断 DAI 的标准分三级:

1.轻度 DAI

昏迷持续 6～24h。

2.中度 DAI

昏迷持续超过 24h,不伴有去大脑状态。

3.重度 DAI

昏迷持续超过 24h,伴去大脑状态或瘫痪。重度 DAI 的死亡率为 50%。

(四)鉴别诊断

脑挫裂伤、颅内血肿。

(五)治疗

(1)监测生命体征、血氧饱和度和神经系统功能,若有神经功能恶化,及时复查头颅 CT。

(2)保持气道通畅,必要时可行气管插管或气管切开。

(3)纠正呼吸循环紊乱,吸氧,必要时可用呼吸机辅助呼吸。

(4)脱水:给予甘露醇、呋塞米。

(5)激素。

(6)维持水、电解质平衡。

(7)对症降温、镇静。

(8)营养支持。

(9)防止各种并发症。

(10)病情稳定后,可尽早行康复治疗,包括高压氧、理疗、针灸、功能锻炼等。

第四节　外伤性颅内血肿

一、硬膜外血肿

(一)定义

头部外伤后,常因颅骨骨折致硬脑膜动静脉撕裂,以及板障出血使血液积聚于硬膜外腔和颅骨之间,形成硬膜外血肿。血肿形成使硬脑膜与颅骨内板剥离,又可撕裂另外一些小的血管,导致血肿不断增大。

(二)诊断依据

1.临床表现

(1)头部外伤史。

(2)意识障碍:有3种情况。①无原发昏迷,血肿增大,出现进行性颅内压增高和意识障碍;②昏迷—清醒—昏迷,中间有清醒期;③伤后持续昏迷,以中间清醒期最为常见和典型。

(3)颅内压增高:头痛、恶心、呕吐、烦躁、视神经乳头水肿、库欣(Cushing)反应等。

(4)可有小脑幕裂孔疝:患侧瞳孔散大,对光反射迟钝或消失,对侧肢体瘫痪,锥体束征。

2.辅助检查

(1)血常规可有应激表现,如白细胞总数增高等。

(2)头颅 X 线片常有颅骨骨折。

(3)头颅 CT 可见颅骨内板下凸透镜状高密度区,多在骨折线附近。

(4)头颅 MRI 可见颅骨内板下凸透镜状异常信号区,其 T_1、T_2 信号强度与血肿形成时间有关。

(5)病情重或设备条件限制不能做 CT 检查者,应根据受伤机制、临床表现初步判断,及早通过钻孔探查明确诊断,并行手术治疗,以免延误抢救时机。

(三)鉴别诊断

硬膜下血肿、脑内血肿、脑挫裂伤。

(四)治疗

1.内科治疗

(1)监测生命体征、血氧饱和度和神经系统功能,若有神经功能恶化,及时复查头颅 CT。

(2)保持气道通畅。

(3)吸氧,避免低氧血症。

(4)避免低血压。

(5)根据临床症状及血肿量大小酌情考虑是否行降颅内压治疗(有时过度降颅内压有促进血肿增大的可能)。

(6)预防性使用抗癫痫药。

(7)止血。

(8)激素。

(9)维持水、电解质平衡。

(10)对症降温、镇静。

(11)营养支持。

(12)病情稳定后,可开始康复治疗。

2.外科治疗

手术指征如下。

(1)病情危急,已有脑疝者。

(2)无症状硬膜外血肿的手术指征有血肿量(幕上大于 30mL;幕下大于 10mL),厚度超过 15mm,中线移位大于 5mm,或合并其他颅内病变。

(3)病情进行性加重,并出现意识障碍、瞳孔变化或局灶性神经系统症状体征者。除入院时已出现脑疝者外,应争取在脑疝出现前明确诊断并手术治疗。

手术方法:多采用骨瓣开颅硬膜外血肿清除术,少数情况下也可采用钻孔引流术。

二、硬膜下血肿

(一)定义

头部外伤后,脑皮质动静脉或桥静脉撕裂,血肿积聚于硬膜下腔,多在脑挫裂伤基础上发生。3d 以内为急性硬膜下血肿,3 周以内为亚急性硬膜下血肿,3 周以上为慢性硬膜下血肿。急性硬膜下血肿为最常见的外伤性颅内血肿。

(二)诊断依据

1.临床表现

(1)头部外伤史。

（2）急性和亚急性硬膜下血肿多有进行性意识障碍,少数可有中间清醒期。

（3）颅内压增高:头痛、恶心、呕吐、烦躁、视神经乳头水肿、Cushing 反应等。

（4）慢性硬膜下血肿多见于老年人,表现为慢性颅内压增高、精神症状、智能下降等,头部外伤常轻微,易被患者忽视。

（5）可有小脑幕裂孔疝:患侧瞳孔散大,对光反射迟钝或消失,对侧肢体瘫痪,锥体束征。

（6）可有局灶性神经功能障碍。

2.辅助检查

（1）血常规可有应激表现,如白细胞总数增高等。

（2）头颅 CT 可见颅骨内板下新月状高密度区,慢性硬膜下血肿可表现混杂密度区。

（3）头颅 MRI 可见新月状异常信号区,其 T_1、T_2 信号强度与血肿形成的时间有关。

（三）鉴别诊断

硬膜外血肿、脑内血肿、脑挫裂伤、硬膜下积液。

（四）治疗

1.内科治疗

（1）监测生命体征、血氧饱和度和神经系统功能,若有神经功能恶化,及时复查头颅 CT。

（2）保持气道通畅,吸氧,避免低氧血症;避免低血压。

（3）降低颅内压:头部垫高 15°～30°,给予甘露醇、呋塞米,轻度过度通气（PCO_2 维持在 25～35mmHg）。

（4）预防性使用抗癫痫药。

（5）止血。

（6）激素。

（7）维持水、电解质平衡。

（8）对症降温、镇静。

（9）营养支持。

（10）病情稳定后,可开始康复治疗。

2.外科治疗

手术指征如下。

（1）病情危急,已有脑疝者。

（2）幕上血肿＞30mL，幕下血肿＞10mL，或 CT 显示中线结构有移位。

（3）病情进行性加重，并出现意识障碍加重、瞳孔变化或局灶性神经系统症状体征，复查头颅 CT 显示血肿增大者。

（4）慢性硬膜下血肿出现颅内压增高者。

手术方法：多采用钻孔冲洗引流术，若血肿呈血凝块，也可采用骨瓣开颅硬膜下血肿清除术。

三、脑内血肿

（一）定义

头部外伤后，脑组织受力变形或剪力作用使深部动静脉撕裂出血，常伴有脑挫裂伤。

（二）诊断依据

1.临床表现

（1）头部外伤史。

（2）多有意识障碍进行性加重，且较持久。

（3）颅内压增高：头痛、恶心、呕吐、烦躁、视神经乳头水肿、Cushing 反应等。

（4）易出现小脑幕裂孔疝：患侧瞳孔散大，对光反射迟钝或消失，对侧肢体瘫痪，锥体束征；常有局灶性神经功能障碍。

2.辅助检查

（1）血常规常有应激表现，如白细胞总数增高等。

（2）血气分析可表现为低氧血症、高二氧化碳血症。

（3）头颅 CT 可见脑内高密度区，周围可有水肿，脑室和脑池受压变窄，可有中线移位。

（4）头颅 MRI 可见脑内异常信号区，T_1、T_2 信号强度与血肿形成的时间有关。

（三）鉴别诊断

硬膜外血肿、硬膜下血肿、脑挫裂伤、动静脉畸形、高血压脑出血引起的脑内血肿等。

（四）治疗

1.内科治疗

（1）监测生命体征、血氧饱和度和神经系统功能，若有神经功能恶化，及时复查头颅 CT。

（2）保持气道通畅，吸氧，避免低氧血症。

（3）避免低血压。

（4）降低颅内压：头部垫高 $15°\sim30°$，给予甘露醇、呋塞米，轻度过度通气（PCO_2 维持在 $25\sim35mmHg$）。

（5）预防性使用抗癫痫药。

（6）止血。

（7）激素。

（8）维持水、电解质平衡。

（9）对症降温、镇静。

（10）营养支持。

（11）病情稳定后，可开始康复治疗。

2.外科治疗

手术指征如下。

（1）病情危急，已有脑疝者。

（2）幕上血肿＞30mL，幕下血肿＞10mL，或 CT 显示中线移位超过 1.5cm 者。

（3）经内科治疗后，颅压仍超过 30mmHg，病情进行性加重，并出现意识障碍、瞳孔变化或局灶性神经系统症状体征，复查头颅 CT 显示血肿增大者。

手术方法：多采用骨瓣开颅脑内血肿清除术，少数患者也可采用钻孔引流术。

第五节　开放性颅脑损伤

一、定义

头部外伤后，硬脑膜破裂，颅腔内容物与外界相通。

二、诊断依据

1.临床表现

（1）头部外伤、火器伤史。

（2）头部伤口可有脑脊液或破碎脑组织流出。

（3）可有或无意识障碍。

（4）有或无颅内压增高。

（5）可有局灶性神经功能障碍。

2.辅助检查

（1）血常规可有应激表现,如白细胞总数增高等。

（2）头颅 X 线片可有颅骨骨折、颅内异物、骨碎片、气颅等。

（3）头颅 CT 可见颅骨骨折,并定位颅内异物和骨碎片的分布,常伴有颅内血肿、脑挫裂伤。

（4）头颅 MRI 可进一步明确颅内异物和骨碎片的位置,以及继发的颅内损伤。颅内疑有金属异物者不能做 MRI 检查。

三、鉴别诊断

脑内血肿、脑挫裂伤。

四、治疗

1.内科治疗

（1）监测生命体征、血氧饱和度和神经系统功能,若有神经功能恶化,及时复查头颅 CT。

（2）酌情应用抗生素预防感染,伤后 24h 内肌注破伤风抗毒素。

（3）保持气道通畅,吸氧,避免低氧血症。

（4）避免低血压。

（5）降低颅内压:头部垫高 15°～30°,给予甘露醇、呋塞米,轻度过度通气（PCO_2 维持在 25～35mmHg）。

（6）预防性使用抗癫痫药。

（7）止血。

（8）激素。

（9）维持水、电解质平衡。

（10）对症降温、镇静。

（11）营养支持。

（12）病情稳定后,可开始康复治疗。

2.外科治疗

(1)争取在伤后 6～8h 内早期行清创术,最晚可延迟至伤后 48h。

(2)清除颅内异物、破碎脑组织和血肿,修补硬膜,将开放性颅脑外伤变为闭合性颅脑外伤。

(3)如脑组织肿胀明显,可不缝硬膜,并行外减压术,但应严密缝合帽状腱膜和头皮。

(4)位于静脉窦和大血管处的异物和嵌顿的骨折,切勿贸然取出,以免导致难以控制的大出血。必要时,术前行脑血管造影,结合 CT 扫描了解异物、骨折与血管的关系,制定取出异物的方案,充分备血,然后再进行手术处理。

(5)非贯通伤、异物远离射入口,并位于重要结构者,可暂不予取出。

第二章 颅内肿瘤

第一节 神经胶质瘤

一、概述

神经系统肿瘤年发生率约为每年 14.8/10 万,患病率 130.8/10 万。在颅内肿瘤中以神经上皮肿瘤发生率最高,约占颅内肿瘤的 40%。其中最常见的是神经胶质瘤。神经胶质瘤是一组具有向胶质细胞分化特征的神经上皮肿瘤的总称。根据 WHO(2007)的分类,神经胶质瘤分为 7 类:

(1)星形细胞来源肿瘤。

(2)少突胶质细胞瘤。

(3)混合性胶质瘤。

(4)室管膜瘤。

(5)脉络丛肿瘤。

(6)其他神经上皮来源肿瘤(包括髓母细胞瘤,第三脑室脊索样胶质瘤)。

(7)神经元及混合性神经元－神经胶质起源肿瘤(包括小脑发育不良性神经节细胞瘤,婴儿促纤维增生性星形细胞瘤/神经节细胞胶质瘤,胚胎发育不良神经上皮肿瘤,神经节细胞胶质瘤,神经节细胞瘤,中枢神经细胞瘤,脑室外神经细胞瘤,小脑脂肪神经细胞瘤,乳头状胶质神经元肿瘤,第四脑室形成菊形团的胶质神经元肿瘤,副节瘤)。

在判断肿瘤的恶性程度方面,以下 7 项是胶质瘤分级的基本原则,已被广大神经科及病理科医师所接受。①瘤细胞密度;②瘤细胞的多形性或非典型性;③瘤细胞核的高度异型性;④具有高度的核分裂活性;⑤血管内皮增生;⑥坏死(假栅状坏死);⑦ki-67 增殖指数升高。如判定 WHO Ⅳ级则需具备以上 6 项,MIB-1 增殖指数＞10％。一般将 WHO Ⅲ 级及 WHO Ⅳ 级胶质瘤称为高级别胶质瘤或恶性胶质瘤；而将 WHO Ⅰ 级及 WHO Ⅱ 级胶质瘤称为低级别胶质瘤。结合患者年龄、病理类型，病灶累及范围大小，是否存在神经系统功能障碍等将低级别胶质瘤分为高风险组和低风险组。在下列 5 项中，如果符合 3 项则认为属于高风险组。①年龄≥40 岁；②病理诊断为星形细胞瘤；③病灶最大径≥6cm；④影像学提示病灶侵袭范围过中线；⑤术前存在神经功能障碍。

（一）影像学诊断原则

高级别脑肿瘤通常会在增强核磁共振（MRI）上有异常发现，因此增强 MRI 应成为诊断金标准。磁共振波谱（MRS）能够评价肿瘤及正常组织的代谢，其最佳用途是区分放射性坏死抑或肿瘤复发，另外利用 MRS 对肿瘤分级或评价治疗效果可能有帮助，MRS 显示最异常的区域是进行活检的最佳靶点。磁共振灌注成像（PWI）能够测量肿瘤内脑血流容积，对肿瘤分级确定、区分肿瘤复发及放射性坏死有价值，灌注最强部位作为指导临床活检的最佳靶点。如存在幽闭恐惧症及体内植入物则利用增强 CT。正电子发射计算机断层显像（PET）或单光子发射计算机断层扫描（SPECT）扫描能够评估肿瘤及正常组织代谢情况，其最佳用途是区分放射性坏死抑或肿瘤复发，也有助于肿瘤分级以及提供肿瘤活检的最佳靶区。鉴别肿瘤放射性坏死还是有肿瘤生长，多采用 MRS、PWI、PET。推荐在胶质瘤切除术后 24～72h 内进行 MRI 增强术后复查。

（二）手术原则

恶性胶质瘤首选治疗策略为手术切除，循证医学证据表明：在患者神经系统功能不损害的前提下，最大可能地切除肿瘤，是患者具有相对较好预后的因素（循证医学ⅡC级证据）。在恰当情况下进行最大范围的肿瘤切除，最大化地保留神经系统功能；不能实施最大范围安全切除肿瘤者，酌情采用肿瘤部分切除术、开颅活检术或立体定向（或导航下）穿刺活检术，以明确肿瘤的组织病理学诊断。手术方式包括：对可切除的区域做病灶大块全切除，立体定向活检，开放活检以及肿瘤的大部切除。影响手术疗效的因素包括：年龄大小；临床表现的轻重；手术是否减轻了肿瘤占位效应；肿瘤是否具有可切除性［包括病灶数目、病灶位置以及距前次手术的时间（在复发患者）］；肿瘤是新发抑或复发等。由于神经系统肿瘤存在异质性，为做出准确的病理诊断，除了进行病理诊断的医生应具有较丰富的经验，神经外科医生应为病理诊断医生提供尽可能多的病变组织。为明确了解手术切除范围，应在术后 24～72h 内进行 MRI 检查。

（三）放射治疗原则

局部分割放射治疗（总剂量 60Gy，每次分割剂量 1.8～2Gy，30～33 分割）是胶质瘤术后或活检术后标准放疗方案（循证医学ⅠA 级证据）。在放射剂量已达 60Gy 后增加放射剂量并未显示出其优势。对于老年患者或一般条件不好的患者，快速低分割方案（如放射剂量 40Gy，15 次分割）是经常考虑采用的方案（循证医学ⅡB 级证据）。随机对照的Ⅲ期临床试验（循证医学ⅡB 级证据）证实给予 70 岁以上患者放射治疗（总剂量 50Gy，每次分割剂量 1.8Gy，共 28 分割）要优于单纯支持治疗。

低级别胶质瘤（Ⅰ/Ⅱ级）：利用术前及术后 MRI 的 FLAIR 及 T_2 像所显示的异常区域勾画出放疗中的大体肿瘤 GTV，然后将 GTV 放大成临床靶区 CTV（GTV 并加其边界以外 1～2cm），在放射治疗中应对 CTV 给以 45～54Gy 放射量，每分割量 1.8～2.0Gy。

室管膜瘤：利用术前及术后 MRI 的 T_1 增强像，FLAIR/T_2 像确定肿瘤病灶。利用术前肿瘤体积加上术后 MRI 的异常信号确定病灶所在解剖区域的 GTV。临床靶区 CTV（GTV 加 1～2cm 的边界）应接受给以 54～59.5Gy 放射量，每分割量 1.8～2.0Gy。

全脑全脊柱：整个全脑和脊柱（至骶管硬膜囊底）给以 36Gy 放射量，每分割量 1.8Gy，之后给以脊柱病灶 45Gy 局部照射。脑原发灶应接受放疗处方为 54～59.5Gy，每分割量 1.8～2.0Gy。

高级别胶质瘤（Ⅲ/Ⅳ级）：利用术前及术后 MRI 的 T_1 增强像，FLAIR/T_2 像确定肿瘤病灶大小。注意应包括可能含有肿瘤的解剖扩展区域。以肿瘤切除后残腔＋MRI 的 T_1 增强像所勾画的 GTV 以及外缘 3cm 为放射靶区 CTV，另外利用 "shrinking field" 技术确定 GTV1（FLAIR 相及 T_2 像所显示的病灶区域），GTV2（手术切除后残腔＋T_1 增强像所显示病灶区域）。GTV2 应接受放射治疗处方为 54～60Gy，每分割量 1.8～2.0Gy。

（四）化疗原则

1.新诊断的多形性胶母细胞瘤（GBM，WHOⅣ级）

（1）强烈推荐替莫唑胺（TMZ）同步放疗联合辅助化疗方案。化疗的整个疗程应同步进行，口服 TMZ 75mg/m^2，疗程 42d。放疗结束后，辅助 TMZ 治疗，150mg/m^2，连续用药 5d，28d 为一个疗程，若耐受良好，则在以后化疗疗程中增量至 200mg/m^2，推荐辅助 TMZ 化疗 6 个疗程。

（2）无条件用 TMZ 的胶母细胞瘤患者建议尼莫司汀（ACNU）［或其他烷化剂

药物 BCNU(卡莫司汀),CCNU(洛莫司汀)]90mg/m²,D1,VM26 60mg/m²,D1～3,1～6周/1周期,建议 4～6周期。化疗失败者,推荐改变化疗方案和(或)包括分子靶向治疗的研究性治疗。

2.新诊断的间变性胶质瘤(WHO Ⅲ级)

(1)推荐放疗联合 TMZ(同多形性胶母细胞瘤)或应用亚硝脲类化疗药物。

(2)PCV(洛莫司汀＋丙卡巴肼＋长春新碱)。

(3)ACNU 方案。化疗失败者,推荐改变化疗方案和(或)包括分子靶向治疗的研究性治疗。

3.低级别胶质瘤

对于新诊断的低级别胶质瘤的高风险人群,辅助化疗可以使得患者受益。化疗方案:对新诊断低级别胶质瘤患者以 5/28 标准替莫唑胺方案进行化疗。对于复发性或进展性低级别胶质瘤,化疗方案如下。

(1)一线化疗方案:对未用过 TMZ 者,用 5/28 替莫唑胺(TMZ)标准方案治疗。

(2)二线化疗方案。

1)亚硝脲类药物单药化疗:卡莫司汀(BCNU)210mg/m²,静脉滴注,每 6 周一疗程;或每天 80mg/m²×3d,每 6 周一疗程。罗莫司汀(CCNU)110mg/m² 静脉滴注,每 6 周一疗程。

2)PCV 联合治疗方案:罗莫司汀(CCNU)＋丙卡巴肼(procarbazine)＋长春新碱。

3)铂类药物化疗。

二、星形细胞来源肿瘤

(一)概述

星形细胞来源肿瘤是由星形细胞衍化、分化的比较成熟的肿瘤。星形细胞来源肿瘤是原发性颅内肿瘤中最常见的组织学类型,将近 75% 的肿瘤属于恶性程度比较高的间变性星形细胞瘤或多形性胶母细胞瘤。根据 WHO 关于神经系统肿瘤的分类,星形细胞来源肿瘤通常分为星形细胞瘤、多形性胶母细胞瘤、间变性星形细胞瘤等。

(二)低级别(低度恶性)星形细胞瘤

低级别(低度恶性)星形细胞瘤包括一组星形细胞肿瘤,其组织学上表现为肿瘤细胞具有较好的分化程度（Ⅰ～Ⅱ级）。

占全部星形细胞来源肿瘤的 10%～15%。低级别星形细胞肿瘤包括：弥散性星形细胞瘤，毛细胞性星形细胞瘤，多形性黄色星形细胞瘤和室管膜下巨细胞星形细胞瘤，有时也把混合有少突胶质细胞——星形细胞瘤的肿瘤划入此类。

1.病理

大体标本：就实质性星形细胞瘤而言，纤维性星形细胞瘤色泽为白色，肿瘤质地较硬或呈橡皮样，甚至质地呈软骨样，纤维性星形细胞瘤在肿瘤中央常发生囊性变；而肥胖细胞性和原浆性星形细胞瘤的质地则较软，可呈半透明胶冻状，也可发生囊性变。从肿瘤大体外观看，有些肿瘤边界清楚，而另一些则为弥漫浸润性生长。

镜下细胞分化较好，异型核细胞较少，有丝分裂少，血管内皮增生和出血坏死罕见。

2.诊断依据

(1)临床表现：20～40 岁为发病高峰，也可见于儿童，但老年人少见。病程长短不等，可为 1～10 年。患者就诊时所表现的症状和体征取决于肿瘤的部位和大小。幕上低级别星形细胞瘤如在大脑半球，其最常见的症状是癫痫，多数患者服用抗癫痫药物能够控制癫痫发作，患者还可能出现头痛，视力视野改变，精神改变和运动感觉障碍。发生于中线者早期可引起颅内压增高。发生于脑干者主要症状为头晕、复视，后组脑神经和锥体束损害会引起声音嘶哑、吞咽困难、眼球外展麻痹、角膜发射消失和肌力减退等症状。小脑低级别星形细胞瘤容易使脑脊液循环受阻，从而出现颅内压增高的相关症状，同时也常发生小脑症状和视功能障碍。

(2)辅助检查。

1)X 线平片：可存在颅内压增高征象，部分病例有肿瘤钙化和松果体钙化移位。

2)CT：典型的低级别星形细胞瘤 CT 平扫常表现为低密度为主的混合病灶，也可表现为等密度病灶，与脑实质分界不清，肿瘤质地大多不均匀，肿瘤的占位效应及瘤周水肿多为轻至中度。CT 增强扫描时可增强也可不增强，而毛细胞性星形细胞瘤边界清楚，增强扫描时均匀强化。

3)MRI：病灶呈圆形和椭圆形，多表现为低 T_1 和等 T_1 信号，T_2 高信号，多数病例边缘不清，少数轮廓清楚。肿瘤内囊性变时，T_1 加权像上为与脑脊液相似的低信号。肿瘤出血时表现为与出血时相一致的信号变化，一般高信号多见。瘤内钙化影 T_1 加权像呈极低的信号。病灶中囊性变多见而出血坏死较少见。T_2 加权像显示瘤周水肿和占位效应较 T_1 加权像更明显,但多为轻至中度。增强扫描后,多数低级别星形细胞瘤无或轻度强化,仅少数可见中度强化。若肿瘤信号强度极不均匀,增强明显,应考虑到可能有恶性变。

3.鉴别诊断

低级别星形细胞瘤应与其他脑肿瘤如脑膜瘤、肉瘤、少数转移瘤相鉴别。如临床症状不典型,应与胆脂瘤、脑穿通畸形、脑软化灶等影像学上与低级别星形细胞瘤类似的疾病相鉴别。

4.治疗

(1)手术治疗:手术是治疗低级别星形细胞瘤的最主要手段,其治疗原则是在保存神经功能的前提下尽可能地争取全切除。

1)如肿瘤较小,特别是位于非功能区者应争取行显微外科全切除。

2)位于额极、颞极、枕极者可行肿瘤包括部分脑叶切除。

3)肿瘤较大、浸润范围较广时,尽量多切除肿瘤,减少肿瘤残留,为有效地进行放疗及化疗打下基础。

4)肿瘤位于功能区而尚无偏瘫、失语者,应注意保存神经功能,选择非功能区脑皮质切开达到肿瘤并行分块适当切除,以免发生严重并发症。

5)脑室肿瘤可从非功能区皮质切开进入脑室,妥善保护脑室内结构,尽可能切除肿瘤以解除脑室梗阻。

6)位于丘脑、脑干的肿瘤,病灶较小呈结节性或囊性者可行显微外科切除。

7)对侵犯一侧大脑多个脑叶致该侧功能完全丧失者,若未侵及中线及对侧,可考虑行大脑半球切除术。

(2)对于典型低级别星形细胞瘤行手术全切除者,术后放疗仍是有益的。手术未能全切除者,应尽早实施放疗。放疗剂量 $45\sim54$Gy,每分割量 $1.8\sim2.0$Gy。

(3)对于手术不能切除的低级别星形细胞瘤或低级别星形细胞瘤的高风险人群可以考虑替莫唑胺化疗:替莫唑胺以 5/28 周期辅助化疗,TMZ $150\sim200$mg/m^2。对于复发性或进展性病例用亚硝脲类药物化疗:PCV 联合方案[Procarbazine(丙卡巴肼)+CCNU(洛莫司汀)+Vincritine(长春新碱)]。

5.预后

低级别星形细胞瘤患者的预后根据肿瘤的位置和组织学的不同而不同。除了幕上和幕下等位置关系外,毛细胞性星形细胞瘤的预后最好,国外文献报道,对于幕上者其 5 年和 20 年的生存率分别为 $85\%\sim86\%$ 和 $79\%\sim82\%$,幕下者也达到 66% 和 69%。典型的低级别星形细胞瘤的预后并不乐观,国外文献报道,幕上肿瘤 5 年和 10 年生存率分别为 51%～56% 和 23%～39%。小脑的星形细胞瘤预后较差,5 年生存率仅为 7%。

(三)多形性胶母细胞瘤

多形性胶母细胞瘤是分化程度最低和恶性程度最高的星形细胞瘤。在所有的原发性脑内肿瘤中占 15%～23%,多形性胶母细胞瘤占胶质瘤的 35%,占高度恶性星形细胞瘤的 55%～87%,同时占所有星形细胞瘤的 50%。新诊断的多形性胶母细胞瘤患者的中位年龄是 64 岁。本病年轻人少见,儿童罕见。大脑半球是最常见的好发部位,2.3%～9% 的患者表现为多发病变。

1.病理

肿瘤切面呈灰白色,广泛出血、坏死为最突出的特征,呈棕红色或黄色地图状。大多数病例中,肿瘤与正常脑组织界限不清。显微镜下表现为明显的细胞密度增大、多形性、核异型性和有丝分裂,肿瘤细胞坏死、内皮增生和坏死灶内假栅状细胞排列。肿瘤细胞坏死和内皮增生常用来鉴别多形性胶母细胞瘤和其他低级别星形细胞瘤。有学者认为在血管内皮增生的情况下,是否合并肿瘤细胞坏死是判断预后的重要因素。

2.诊断依据

(1)临床表现:多形性胶母细胞瘤起病较急,症状发展较快,早期即可出现头痛、恶心、呕吐等颅内压增高的症状,而局灶性症状、体征因肿瘤所在部位不同而有所差异。

(2)辅助检查。

1)CT:平扫表现为略高或混杂密度病灶,边缘不规则,占位表现及瘤周水肿更为明显。增强扫描显示病灶较低级别星形细胞瘤及间变性星形细胞瘤增强更为明显,形态更不规则。

2)MRI:平扫 T_1 加权像显示多为不规则形态,少数为圆形或椭圆形,边界不清,多数呈不均匀信号(以低信号、等信号混合为主),肿瘤内部坏死、囊变和出血多见,瘤周水肿多为中重度,占位征象明显。肿瘤可穿越中线,侵犯胼胝体和对侧半球,也可形成多发的病灶。平扫 T_2 加权像较 T_1 像能更明显地显示瘤周水肿、肿瘤侵犯范围及多发病灶。Gd-GTPA 增强后显示病灶呈不均匀强化,其强化形式多样。但影像与病理对照观察发现增强后强化的边缘并非肿瘤真正的边界。在非增强区、水肿区甚至 MRI 显示的正常脑组织内显微镜下均可见成簇或孤立的肿瘤细胞浸润。

3.鉴别诊断

肿瘤复发与假性进展的鉴别:恶性胶质瘤患者在放疗后很快出现原有影像学增强病灶面积变大的现象,甚至出现新的影像学增强病变,但未经任何进一步治疗即可逐渐减退,这一表现酷似肿瘤进展,被称为假性进展。假性进展是亚急性放射反应和治疗相关性坏死的过渡,由明显的局部组织反应(包括炎性组分、水肿和血管渗透性异常)所致,引起影像学增强区域的出血和扩大。目前主要依靠密切临床观察及影像学随访来鉴别假性进展,若放化疗停止后异常增强灶逐渐消退,可不予处理,若增强灶进行性增大甚至出现颅内高压症状,则需要再次手术以明确病理。另外,目前已有较多报道提出用 PET、MRS 等影像学手段进行鉴别,但仍有一定的假阳性和假阴性。

4.治疗

治疗原则:以手术为主,辅以放疗、化疗在内的综合治疗。

(1)手术治疗:多数医生目前主张扩大切除。肿瘤全切除者较次全切除和仅行活检者能够获得较高的生存率,因此术中应尽可能在保障神经系统功能前提下多切除肿瘤。有时因患者一般情况差或治疗累及重要结构,如运动区、基底节、下丘脑和脑干等,此时需调整手术策略。对于复发的多形性胶母细胞瘤,如果首次手术疗效好和病变局限于原发部位可以考虑再次手术。

(2)放射治疗:根据术前/术后 T_1 增强像,FLAIR/T_2 像确定肿瘤病灶大小。以肿瘤切除后残腔+MRI 的 T_1 增强像所勾画的 GTV 以及外缘 3cm 为放射靶区 CTV,CTV2 应接受放射治疗处方为 54~60Gy,每分割量 1.8~2.0Gy。

(3)化疗:对于初治胶母细胞患者:应用 Stupp 标准方案,先行放疗+同步化疗[TMZ 75mg/m^2(放疗期间每日)],然后行辅助化疗,以 5/28 标准方案进行,TMZ 150~200mg/m^2。

复发/补救治疗:美国 FDA 批准对于复发者可采用贝伐单抗单药化疗;贝伐单抗+细胞毒化疗药物联合化疗[Irinotecan(伊立替康),BCNU(卡莫司汀),TMZ(替莫唑胺)];替莫唑胺(TMZ);亚硝脲(Nitrosoureas);PCV 联合治疗方案;环磷酰胺(Cyclophosphamide)铂类化疗药(二线或三线疗法)。

5.预后

与预后相关的因素包括患者年龄、KPS 评分、肿瘤部位和大小、手术时是否完全切除肿瘤。O_6-甲基鸟嘌呤-DNA-甲基转移酶(MGMT)启动子甲基化的病例对烷化剂类化疗药物的敏感性较高而预后较好。另有报道指出,GBM 出现

EGFR 扩增伴 PTEN 完整,则可能对 EGFR 抑制剂有效,有望获得较好的预后。应用 Stupp 方案治疗,GBM 的中位生存期为 14.6 个月,5 年生存率为 9.8%。最常见的死亡原因是肿瘤原发部位复发。

(四)间变性星形细胞瘤

间变性星形细胞瘤占脑肿瘤的 4%,占全部星形细胞瘤的 35%,占高度恶性星形细胞瘤的 12%~34%。其发病高峰在 40~50 岁,其恶性程度介于低级别星形细胞瘤和多形性胶母细胞瘤之间,2007 年 WHO 分级将其归为Ⅲ级。将Ⅲ~Ⅳ级星形细胞瘤称为高度恶性星形细胞瘤。

1.病理

肿瘤多位于大脑半球内,好发于额叶、颞叶、额顶及颞顶的脑白质区,有时也累及顶叶、下丘脑和脑桥,累及小脑者罕见。瘤体较大,有时侵犯几个脑叶或越过中线侵犯对侧大脑半球。肿瘤色灰红,质地较软,有囊性变和小灶性出血坏死灶。一般来说,良性肿瘤多半界限清楚,有包膜;而恶性肿瘤多半边界不清,无包膜。然而,这一规律在脑肿瘤的肉眼病理学中却不尽然。如低级别星形细胞瘤(尤其是纤维性和毛细胞性星形细胞瘤)界限多不清楚,无包膜,而间变性星形细胞瘤的边界却较低级别星形细胞瘤明显,甚至有假包膜,但实际上这种边界是不可靠的,因为肿瘤细胞已经浸润到周边组织中。在组织学上,间变性星形细胞瘤介于低级别星形细胞瘤和多形性胶母细胞瘤之间,比低级别星形细胞瘤细胞密度大,核异型性和有丝分裂程度高;又缺少多形性胶母细胞瘤的血管内皮细胞增生和坏死的特点。在瘤周水肿区及正常脑组织内仍可见孤立或成簇肿瘤细胞散在分布。

2.诊断依据

(1)临床表现:主要表现为癫痫发作和所累及区域出现的局部神经元损害或刺激症状,病程进展快。

(2)辅助检查。

1)X 线平片:可显示颅内压增高征象,但间变性星形细胞瘤的钙化率较低。

2)CT:平扫显示病灶较大,形态可不规则,多以低密度为主或以等密度为主的混杂密度病灶,并有不少病灶含高密度成分(与肿瘤内出血有关),但出现钙化者少见。绝大多数病灶存在中重度瘤周水肿,占位效应明显。CT 增强扫描见边界较清楚的不均匀增强病灶,部分病灶呈不规则环形或花圈形增强,累及胼胝体及其附近脑白质的肿瘤常侵及两侧,呈蝴蝶状生长,具有特征性。

3)MRI:在平扫 T_1 加权像上,肿瘤边界不清,但较低级别星形细胞瘤明显,肿瘤多呈低信号、等信号混杂；T_2加权像为等信号、高信号混杂，肿瘤中心常为高信号区周围绕以等信号环，环周可见高信号的指样水肿征象。肿瘤高信号区在病理学上为肿瘤坏死和囊性变，T_2加权像上两者不能区分，但质子密度像可能有所鉴别。瘤周中重度水肿，占位效应明显。增强后间变性星形细胞瘤多呈不规则环形或花圈形强化，可见附壁结节。肿瘤可沿白质放射纤维、联合纤维发展及沿着联络纤维扩展，以及沿室管膜、软脑膜和脑脊液种植。增强后可见这些沿白质纤维或室管膜、软脑膜种植的异常强化区。对于间变性星形细胞瘤进行放疗/同步放化疗后，亦可出现影像学假性进展，诊断同胶母细胞瘤。

3.鉴别诊断

与脑肿瘤性疾病如转移瘤、不典型的脑膜瘤、肉瘤、多形性胶母细胞瘤等相鉴别，特别是多形性胶母细胞瘤，有时只能通过病理检查才能相鉴别。与非肿瘤疾病如脑脓肿、结核球反应性胶质增生、血管瘤、血肿环状强化等相鉴别。

4.治疗

（1）手术治疗：星形细胞瘤的手术治疗适用于间变性星形细胞瘤，肿瘤全切除者较次全切除和仅行活检者能够获得较高的生存率，因此术中应尽可能在保障神经系统功能前提下多切除肿瘤。

（2）化疗：新诊断间变性星形细胞瘤化疗方案如下。

推荐1：应用Stupp标准方案，先行放疗＋同步化疗：TMZ 75mg/m²（放疗期间每日），然后行辅助化疗，以5/28标准方案进行，TMZ 150～200mg/m²。

推荐2：应用亚硝脲类化疗药物。

1）PCV（洛莫司汀＋甲基苄肼＋长春新碱）。

2）ACNU方案：替莫唑胺（TMZ）；亚硝脲（Nitrosoureas）；PCV联合治疗方案。美国FDA批准对于复发间变性星形细胞瘤患者可进行贝伐单抗（Bevacizumab）单药化疗；贝伐单抗＋细胞毒化疗药物联合化疗[Irinotecan（伊立替康），BCNU（卡莫司汀），TMZ]；伊立替康（Irinotecan）；环磷酰胺（Cyclophosphamide）；铂类化疗药（二线或三线疗法）；依托泊苷（Etoposide）。

5.预后

间变性星形细胞瘤确诊后平均生存时间是15～28个月，1年、2年、5年生存率分别为60%～80%、38%～64%、35%～46%。与其他星形细胞瘤一样，最常见的致死原因是原发部位肿瘤复发。

三、少突胶质细胞瘤

(一)概述

少突胶质细胞瘤是由少突胶质细胞衍化、分化而成的比较成熟的肿瘤。少突胶质细胞瘤占所有原发性脑内肿瘤的 4%～5%,占所有胶质瘤的 5%～10%。中年人多见,成人与儿童发病比率为 8:1。

(二)病理

大体标本:肿瘤开始生长于皮质灰质内,部位表浅,局部脑回扁平而弥漫性肿大,脑沟变浅,切面见肿瘤与周围脑组织界限不清,较正常脑灰质更加灰黯或灰红。

镜下:瘤细胞呈特征样的"煎鸡蛋样"改变,中心为细胞核,周边为清亮的胞质,同时见到鸡蛋丝样的微血管生长方式。间变性(恶性)少突胶质细胞瘤内钙化较少突胶质细胞瘤少见,镜下可见多形细胞核和丰富的有丝分裂相。

(三)诊断依据

1.临床表现

本病好发部位为额叶和顶叶,其次为颞叶和枕叶。由于肿瘤生长缓慢,病程较长,可达数年之久。临床症状取决于肿瘤部位,50%～80%患者的首发症状为癫痫,其他症状如颅内压增高症状晚期出现,并可逐步发展为病灶所在区域神经功能受损症状,如偏瘫及偏身感觉障碍。间变性(恶性)少突胶质细胞瘤则起病较急,病程发展迅速。

2.辅助检查

(1)X线平片:可显示肿瘤病灶异常钙化影及慢性颅内压增高征象。

(2)CT平扫:表现为幕上略高密度肿块,如囊性变则出现边界清楚的低密度区。钙化发生率为 50%～80%,常见弯曲条带状钙化,具特征性。瘤周水肿及占位效应较轻。增强扫描病变呈轻度强化,边界清楚,轮廓不规则。

(3)MRI平扫:T_1 加权像显示肿瘤为低信号或等信号,肿瘤边界多清楚,瘤周水肿及占位效应较轻,具有少突胶质细胞瘤的条带状、斑片状钙化,在 T_1 加权像上呈低信号。平扫 T_2 加权像显示肿瘤为高信号,信号不均匀,钙化在 T_2 加权像也呈低信号。增强后少突胶质细胞瘤多数强化不明显,少数有不均匀强化。发生在脑室的少突胶质细胞瘤多有较明显强化。

间变性(恶性)少突胶质细胞瘤的 MRI 表现特点主要为特征性的钙化不多见,瘤周水肿较重,水肿带与瘤组织之间边界不清,常有明显占位征象。因肿瘤而血脑屏障破坏较严重,增强扫描多呈明显均匀或不均匀强化,该类型肿瘤常与间变性星形细胞瘤难以区分。

(四)鉴别诊断

无明显钙化的少突胶质细胞瘤与星形细胞瘤相鉴别,而有钙化的肿瘤则要与动静脉畸形相鉴别。

(五)治疗

(1)以手术治疗为主,术中应尽量切除肿瘤,如果肿瘤呈弥漫性生长,累及重要结构,可行肿瘤部分切除或大部切除。其他原则同星形细胞瘤手术治疗原则。

(2)少突胶质细胞瘤的放疗及化疗原则同低级别星形细胞瘤,间变性少突胶质细胞瘤的放化疗原则同间变性星形细胞瘤。

(六)预后

少突胶质细胞瘤的 5 年生存率为 34%～83%,通常在 50%～65%。与预后好有关的因素有肿瘤恶性程度低,第一次手术全切除率高和早期诊断。而间变性(恶性)少突胶质细胞瘤的 5 年生存率为 41%,10 年生存率为 20%。近年来大量的分子病理学研究证实,少突胶质细胞瘤或间变性少突胶质细胞瘤的异柠檬酸脱氢酶 1 及异柠檬酸脱氢酶 2(IDH 1/2)突变及染色体 1p 和 19q 的杂合性缺失与较好的预后相关。

四、室管膜瘤

(一)概述

室管膜瘤是由室管膜上皮细胞发生的肿瘤。室管膜瘤和间变性室管膜瘤是脑室内的肿瘤,占颅内肿瘤的 2%～9%,约占神经上皮肿瘤的 18%。肿瘤 3/4 位于幕下,1/4 位于幕上,位于幕下者多见于青年人。本病主要在儿童期发病,占儿童颅内肿瘤的 10%,排在星形细胞瘤和髓母细胞瘤之后居第三位。本病好发部位是第四脑室,其次为侧脑室和第三脑室。

(二)病理

大体标本:肿瘤多呈结节状、分叶状或绒毛状,肿瘤呈淡红色,较脆软,触之易碎,瘤内血管及纤维组织较多,较硬。

镜下检查:室管膜瘤有 3 种组织学类型:①乳头型和黏液乳头型;②上皮型;③多细胞型。肿瘤分型与预后关系不大。组织学上室管膜瘤的特点是包绕在血管周围形成"假玫瑰状"或"真玫瑰状"改变,电子显微镜可见血管周围包绕着无细胞区。间变性室管膜瘤细胞表现为多形性、细胞密度增大和有丝分裂相增多。

（三）诊断依据

1.临床表现

肿瘤的病程和临床表现因肿瘤的部位不同而异。常见的症状为平衡障碍、恶心、呕吐、头痛等。常见的体征为共济失调和眼球震颤。发生于第四脑室的肿瘤病程较短，早期可出现颅内压增高，也可造成第四脑室底部脑神经损害，如耳鸣、视力减退、吞咽困难、声音嘶哑等。发生于侧脑室者，病程较长，因病变位于非功能区，肿瘤较小时可无任何症状，当肿瘤增大阻塞孟氏孔时可出现梗阻性脑积水、颅内压高等症状。肿瘤侵犯相邻脑组织，可出现相应症状，如偏瘫、偏身感觉障碍、癫痫等。

2.辅助检查

（1）CT：平扫示病变位于脑室周围或脑室内，呈分叶状等密度或略高密度病灶，肿瘤内囊性变表现为小的低密度；增强扫描显示肿瘤多呈均一强化，强化后边界清楚，囊性变区不强化。

（2）MRI：平扫 T_1 加权像显示肿瘤呈等信号分叶状，边界清楚，囊性变区域为低信号，肿瘤位于脑室内，肿瘤一般不伴有瘤周水肿，如肿瘤位于脑实质的室管膜可伴有轻度水肿。平扫 T_2 加权像显示肿瘤以高信号为主，但 MRI 对钙化不甚敏感。增强后肿瘤常呈不均匀强化，其中以环形增强最常见。

（四）鉴别诊断

与脑室系统其他常见肿瘤性疾病相鉴别，如脉络丛乳头状瘤、脑室星形细胞瘤、脑膜瘤以及髓母细胞瘤。

（五）治疗

手术切除肿瘤和术后放疗是治疗室管膜瘤的主要方法。

1.手术治疗

为肿瘤治疗的主要手段。位于第四脑室者，肿瘤是否能够全切取决于肿瘤与脑干粘连程度。经颅后窝中线入路，保护枕大池后，切开小脑下蚓部显露肿瘤，保护好第四脑室底部后分块切除肿瘤；如肿瘤从第四脑室底部长出者，则在切除时，可在第四脑室底留一薄层以保安全。第四脑室底避免放置明胶海绵，以免引起术后脑室通路梗阻和长时间发热。位于侧脑室者，选邻近肿瘤的非功能区，切开皮质进入脑室切除肿瘤，若肿瘤较大，可部分切除皮质以利肿瘤显露及切除。注意点：①术中勿损伤丘脑、中脑、延髓及大脑内静脉；②切除肿瘤同时尽量解除脑脊液循环障碍。

2.放疗

室管膜瘤是中度敏感的肿瘤,关于术后放疗方案尚存在争议,应在术后 2～3 周进行腰穿了解脑脊液细胞学情况,如果没有蛛网膜下腔播散而仅有局部残留,则低级别室管膜瘤术后可行局部放疗;如果已有脊髓播散或幕下间变性室管膜瘤患者都应行全脑全脊髓放疗及局部照射:术前/术后 T_1 增强像,FLAIR/T_2 像确定病灶。确定病灶所在解剖区域的 GTV。临床靶区 CTV(GTV 加 1～2cm 的边界)应接受给以 54～59.4Gy,每分割量 1.8～2.0Gy。全脑全脊柱:整个全脑和脊柱(至骶管硬膜囊底)给以 36Gy 放射。婴幼儿进行脑部放疗时可有较多的并发症,可以考虑应用其他方法如化疗等治疗。

3.化疗

对于手术＋放疗后复发患者可采用:①铂类单药或联合化疗;②依托泊苷;③亚硝脲类化疗药物;④贝伐单抗(美国 FDA 推荐)。

(六)预后

5 年生存率为 37％～69％。分化较好的室管膜瘤、手术全切除均能提高生存率,而间变性室管膜瘤和手术后影像学仍显示肿瘤残余者易复发。

五、脉络丛肿瘤

(一)概述

脉络丛肿瘤是由脉络丛细胞发生的肿瘤。脉络丛肿瘤起源于脉络丛上皮细胞,发病率较低,在颅内肿瘤中所占比例不足 1％,占神经上皮肿瘤的 1.7％～2％。按照 WHO 分类,脉络丛肿瘤由两类肿瘤构成,一为脉络丛乳头状瘤,另一为脉络丛乳头状癌。

本病发生于任何年龄,但以儿童多见,占儿童颅内肿瘤的 3％,在儿童脉络丛肿瘤中,约 40％发病在 1 岁,86％发病在 5 岁以下。儿童脉络丛肿瘤 60％～70％位于侧脑室,20％～30％位于第四脑室,其余位于第三脑室及桥小脑角。成人脉络丛肿瘤多位于第四脑室。

(二)病理

大体标本:最大的特点是乳头状,乳头长者似绒毛,短者似颗粒;肿瘤界限清楚,多呈膨胀性生长,压迫周围脑组织,不常浸润脑组织,虽较硬,但质脆易撕裂。

镜下检查:似正常脉络丛,但乳头更密集,上皮细胞增生活跃,排列密集,乳头覆盖以单层立方上皮。在此基础上脉络丛癌的 3 条诊断标准是:①邻近的脑组织有瘤细胞浸润;②瘤的规则乳头状结构消失,至少有一处发生浸润,瘤细胞有明显的恶性改变;③见到正常的脉络丛结构过渡到低分化状态。

(三)诊断依据

1.临床表现

病程长短不一。脉络丛乳头状瘤最常见的好发部位是侧脑室,也有可能发生在脑室系统的其他部位。临床症状和体征主要与脑积水引起的颅内压增高和局灶性神经系统损害有关,前者包括头痛、恶心、呕吐、共济失调和精神淡漠、反应迟钝;而后者则因肿瘤所在部位而异。位于侧脑室者半数有对侧轻度锥体束征;位于第三脑室后部者出现双眼上视困难;位于颅后窝者表现为步态不稳,眼球震颤及共济功能障碍,少数患者出现 Bruns 征。

2.辅助检查

(1)腰椎穿刺:所有的梗阻性脑积水患者均有颅内压增高,脑脊液蛋白含量明显增高。

(2)X 线平片:显示颅内压增高的征象,在成人表现为指压迹增多,儿童则表现为颅缝分离,15%～20%的患者可见病理性钙化。脑室造影的共同特点为脑室扩大及肿物不规则充盈缺损。

(3)CT 平扫:显示肿瘤多位于脑室内,呈高密度,增强扫描呈均匀强化。肿瘤边界清楚而不规则,可见病理性钙化,同时可见梗阻性脑积水征象。

(4)MRI 平扫:T_1 加权像显示肿瘤以等信号为主,信号不均匀,内有因钙化或出血所致的低信号和高信号。肿瘤一般位于脑室内形成脑室内充盈缺损,常呈分叶状和菜花状,病变可引起梗阻性脑积水。平扫 T_2 加权像肿瘤为等信号或略高信号,信号不均匀。脑室内因阻塞而不能流动的脑脊液在质子密度加权像即为高信号。增强扫描后肿瘤常呈明显强化。

(四)鉴别诊断

因为肿瘤多位于脑室内,故脉络丛乳头状瘤应与脑室旁星形细胞瘤、脑室脑膜瘤、室管膜瘤相鉴别。

(五)治疗

1.手术

脉络丛乳头状瘤以手术切除为主,应尽量做到全切除。根据肿瘤所在不同位置而选用不同入路,但注意如瘤体过大不必强求完整切除,以防止损伤深部结构;因肿瘤血供非常丰富,切除肿瘤前注意阻断肿瘤供血动脉,包括中心部血管,以减少出血。对于肿瘤未能全部切除而不能缓解脑积水者,可行分流手术治疗。

2.放疗

因为本病可出现脑脊液播散,对这类患者可进行全脑及全脊髓放疗,但效果不佳。

3.预后

脉络丛乳头状瘤是良性肿瘤,如获得全切除,则长期存活率非常高,几乎达100%,即使为脉络丛乳头状癌,5年生存率也可达50%。

六、髓母细胞瘤

(一)概述

髓母细胞瘤是发生于小脑的原始神经外胚层肿瘤,多数学者认为其来源胚胎残余组织,一种为胚胎期小脑外颗粒细胞层,另一种可能起源于后髓帆室管膜增殖中心的原始细胞。

本病属于 WHOⅣ级,是恶性度最高的神经上皮肿瘤之一。本病好发于儿童,约占所有年龄段脑肿瘤的 3%～4%,占小儿脑肿瘤(小于 15 岁)的 18%,占儿童后颅窝肿瘤的 29%。儿童髓母细胞瘤占全部髓母细胞瘤的 94%,成人髓母细胞瘤较少见,占成人颅内肿瘤的 1%。目前将小儿髓母细胞瘤分为高风险及一般风险人群,如存在以下任意一点,则认为属于高风险人群:年龄小于 3 岁,肿瘤残留大于1.5cm,脑脊液细胞学提示存在播散,病理提示为大细胞/间变性髓母细胞瘤。

(二)病理

大体标本:肿瘤界限较清楚,肿瘤因富于细胞及血管呈紫红色或灰红色,质地较脆,较少发生大片坏死,囊变及钙化更少见,肿瘤有侵犯软脑膜的倾向,又可以借此进行蛛网膜下腔和脑室系统转移。

镜下检查:细胞很丰富,呈长圆形或胡萝卜形,细胞核多而细胞质少,细胞分化不良。在 2007 年 WHO 神经系统肿瘤分类中,髓母细胞瘤有 5 种组织学类型:经典型,促结缔组织(纤维)增生型,大细胞型,肌母型,黑色素型。

(三)细胞及分子遗传学

近年对髓母细胞瘤的细胞及分子遗传学研究取得许多进展。本病最常见的细胞遗传学异常为 17 号染色体短臂的丢失(17p)。代表细胞增殖性的癌基因 C-Myc扩增非常常见,CDK6 扩增多见。

(四)诊断依据

1.临床表现

因髓母细胞瘤 90% 发生于小脑蚓部,并且多向第四脑室及小脑半球浸润,约

5%病例会出现肿瘤自发性出血。主要症状为:①颅内压增高症状(头痛、恶心呕吐、视神经乳头水肿);②小脑症状(躯干性共济失调、眼震、四肢性共济失调);③小脑危象:急性脑脊液循环受阻,小脑扁桃体下疝压迫脑干时,出现呼吸循环系统功能异常,意识障碍,锥体束征及去皮质强直;④常出现颈部抵抗及强迫头位;⑤肿瘤转移症状:髓母细胞瘤在蛛网膜下腔转移后,可出现相应的脑和脊髓受累症状,如癫痫、神经根刺激,以及偏瘫、截瘫等症状。

2.辅助检查

(1)CT:平扫示病灶位于颅后窝中线,为均一略高密度,边界清楚,周围有瘤周水肿,第四脑室受压变扁且向前移位,可出现梗阻性脑积水征象。增强扫描显示肿瘤多呈均一强化,边界更清楚,脑室室管膜下转移也可明显强化。

(2)MRI:T_1加权像显示肿瘤为略低信号,信号较均匀;T_2加权像显示肿瘤为等信号或高信号区。若病灶信号不均匀,提示有坏死囊变或出血。增强扫描可见肿瘤实质部分明显强化,强化较均匀,增强扫描对发现有无椎管内蛛网膜下腔的转移灶有意义,显示为条状或结节状增强灶,如转移到脊髓还可见脊髓的点片状增强。

(五)鉴别诊断

第四脑室室管膜瘤,小脑星形细胞瘤,脉络丛乳头状瘤。

(六)治疗

髓母细胞瘤治疗主要是手术治疗为主,辅以放疗,部分病例辅以化疗的综合治疗。

1.手术治疗

枕下开颅,尽量切除肿瘤,保护第四脑室底部,尽量打通第四脑室,解除脑脊液循环障碍。目前多数学者不主张术前进行分流术,可以在术前2～3d进行脑室外引流,待手术切除肿瘤后再去除外引流;如术后1～2周影像学检查未见脑室明显缩小,可进行脑室-腹腔分流术,由此是否会造成肿瘤播散,目前仍有争论。

2.放射治疗

肿瘤对放疗敏感,是治疗髓母细胞瘤的必要措施。应行病灶局部及全脑和全脊髓放疗(全脑+全脊髓为30～40Gy,后颅窝总剂量不低于50Gy)。

3.化疗

对于高危人群或者不适合放疗的婴幼儿,可进行联合化疗。目前推荐的针对儿童髓母细胞瘤患者化疗方案为:CCNU(洛莫司汀)+CCNU(顺铂)+VCR(长春新碱)。有一定循证医学证据证明成人髓母细胞瘤术后化疗能提高患者生存率。

（七）预后

影响髓母细胞瘤患者预后的因素较多,C-Myc 扩增明显者预后不佳,年龄小的患者不及年龄大的患者预后好。随着手术技术及放化疗策略的进步,儿童髓母细胞瘤患者 5 年生存率已由 20 世纪 70 年代的约 20%上升到 70%以上。

七、神经节细胞瘤

（一）概述

神经节细胞瘤是在中枢神经系统由神经节细胞而产生的肿瘤。按照 WHO 中枢神经系统肿瘤分类,神经节细胞瘤是神经元性肿瘤中的一种。根据神经节细胞含有其他细胞的多少分为 5 种类型:①神经节胶质细胞瘤;②神经节神经鞘瘤;③神经节细胞瘤;④神经节神经母细胞瘤;⑤副神经节胶质瘤。神经节细胞瘤占脑肿瘤的 0.3%～1.3%,占小儿原发脑肿瘤的 4.3%～10.7%。

（二）病理

神经节细胞是一种大型细胞,也可见椭圆形的胶质细胞混合存在,呈肿瘤性改变时,即可诊断为神经节细胞瘤。神经节细胞瘤中发生退行性变者为 4%～33%,退行性变时,神经元细胞和星形细胞都会发生恶变(间变性)。

（三）诊断依据

1.临床表现

本病颞叶多发,其次是脊髓及脑干。先天畸形如胼胝体发育不良和 Down 综合征患者中发病率更高。90%以上患者的首发症状是癫痫,中线部位肿瘤常出现神经功能障碍和脑积水。

2.辅助检查

(1)CT 平扫:显示大脑半球低密度或等密度区,25%～50%伴有钙化,囊性变也是常见 CT 表现。CT 增强扫描显示肿瘤轻度增强,但很少出现占位效应。

(2)MRI:T_1 加权像示等信号或低信号,T_2 加权像为高信号。增强后可以有不同程度的强化。

（四）鉴别诊断

与侧脑室少突胶质细胞瘤、脑膜瘤、室管膜瘤、室管膜下巨细胞型星形细胞瘤及星形细胞瘤相鉴别。

（五）治疗

不管是低度恶性还是间变性神经节细胞瘤,手术切除是最主要的治疗方法。

放疗的作用目前有争议。神经节细胞瘤的预后相当好,有报道 10 年生存率达90％。中线部位肿瘤的手术并发症发生率较高,如肿瘤侵犯重要结构,手术切除程度有限,则预后不良。

八、松果体细胞肿瘤

(一)概述

起源于松果体实质细胞的肿瘤,包括松果体细胞瘤和松果体母细胞瘤。

松果体区肿瘤病理组织学类型达十余种,常见的松果体区肿瘤类型有:生殖细胞瘤、畸胎瘤、松果体细胞瘤、松果体母细胞瘤、表皮囊肿、胶质瘤及转移瘤等。起源于松果体实质细胞的肿瘤包括:松果体细胞瘤、松果体母细胞瘤和两者的混合瘤,这也是松果体区的代表性肿瘤病变。松果体细胞瘤及松果体母细胞瘤占所有松果体区肿瘤的 15％～20％(在松果体实质细胞肿瘤中,松果体细胞瘤占 45％,松果体母细胞瘤占 45％,混合瘤占 10％)。

原发性松果体实质肿瘤(PPT)是一种少见的肿瘤,属于神经上皮肿瘤,由松果体腺的神经分泌细胞衍生而来。松果体细胞瘤多发生于成人,而松果体母细胞瘤多发生于儿童。

(二)病理

松果体细胞瘤大体标本:肿瘤边界清楚,有灰色颗粒均质切面,可见退行性变,如囊变、出血。显微镜下见:瘤细胞小而圆,大小一致,弥散或巢状分布,分化良好。间质以血管为主,瘤细胞多半朝向这些血管排列,围绕成血管性假菊花团,类似正常松果体细胞的排列方式。松果体细胞瘤为 WHO Ⅰ 级。

松果体母细胞瘤大体标本:质软,边界不清,瘤内常见出血或坏死,钙化少见,常浸润邻近结构,并可沿脑脊液循环途径播散。显微镜下见:瘤细胞较小,圆形或卵圆形,细胞核质比例高,核分裂象多见,可见颗粒状染色质。形态学上与其他神经外胚层肿瘤如髓母细胞瘤难以鉴别,都可出现 Horner－Wright 菊形团,Flexner－Wintersteiner 菊形团。松果体母细胞瘤为 WHO Ⅳ 级。

(三)诊断依据

1.临床表现

像其他松果体区肿物引起脑积水一样,患者主要症状为:①颅内压增高症状(如头痛、恶心呕吐、共济失调、视神经乳头水肿、意识障碍);②肿瘤压迫中脑四叠体之上丘出现 Parinaud 综合征,即向上凝视障碍,少数有下视障碍,双侧瞳孔对光反射迟钝或消失；③影响下丘及内侧膝状体可出现耳鸣、双侧听力减退；④压迫小脑上蚓部和结合臂可出现眼球震颤和小脑性共济失调；⑤脊髓及马尾神经根损害，为肿瘤播散所致；⑥内分泌系统紊乱：如性发育异常，糖尿病及尿崩症。

2.辅助检查

(1)X线平片：一般显示颅内压增高征象。在儿童出现钙化，或在成人出现钙化超过1cm者均为病理性钙化。

(2)CT：典型的松果体细胞瘤表现为平扫见低密度到等密度肿物，增强后多数为均匀增强，而松果体母细胞瘤增强扫描为不均匀增强。

(3)MRI：T_1加权像显示松果体细胞瘤为低信号，边界清楚，如瘤内有钙化时可见低信号；而松果体母细胞瘤则以等信号、低信号混合为主，信号不均匀，肿瘤较大呈不规则浸润生长，肿瘤内部可见坏死、囊性变和出血区。T_2加权像示松果体细胞为略高信号；而松果体母细胞瘤为不均匀高信号，瘤周水肿和占位征象明显。增强扫描显示松果体细胞瘤均匀增强；而松果体母细胞瘤为明显不均匀强化，并可发现肿瘤播散征象，在脑膜和室管膜的强化灶及脑内其他部位的转移。值得注意的是由于松果体腺缺乏血脑屏障，能被造影剂强化，因此强化的松果体结构并不一定异常。

(4)血管造影：主要用于术前了解松果体肿瘤的供血和周围血管情况，特别是静脉回流，包括大脑大静脉、Rosenthal基底静脉、大脑内静脉以及小脑中央静脉等，有利于手术入路的选择。

(5)脑脊液检查：恶性松果体母细胞瘤有可能沿脑脊液播散。

(四)诊断和鉴别诊断

松果体肿瘤的定位诊断主要依赖临床表现及影像学检查。Parinaud综合征和Sylvian导水管综合征以及内分泌功能障碍的出现，应考虑该部位病变可能。头颅CT和MRI检查是明确肿瘤位置的有效方法。结合临床表现和辅助检查，特别是脑脊液、血清中肿瘤标记物的检测，可对松果体肿瘤的性质做出初步判断。松果体细胞瘤应与起源于松果体区的除生殖细胞瘤以外的肿瘤和瘤样肿块相鉴别。

(1)神经外胚层肿瘤：星形细胞瘤亚型——少突胶质细胞瘤、室管膜瘤、胶质母细胞瘤、髓上皮瘤、副神经节瘤(化学感受器瘤)、节细胞神经瘤、黑色素瘤。

(2)非神经外胚层肿瘤：血管瘤、脑膜瘤、血管外皮细胞瘤、颅咽管瘤。

(3)其他类型病变：松果体囊肿、蛛网膜囊肿、表皮样囊肿、皮样囊肿、淋巴瘤、浆细胞性白血病。

(4)转移癌。

（五）治疗

1.一般原则

由于目前影像学检查常不能准确定性诊断松果体区肿瘤,各种获得病理的方法各有利弊,所以对于松果体肿瘤的处理一直有争论。

（1）立体定性穿刺活检,明确诊断后给予相应治疗。大组病例结果表明,诊断有效性达94％,不能确诊者5％,出现并发症者约占10％。避免并发症的主要关键在于穿刺针道设计,避免损伤静脉系统,另外并发症的产生与肿瘤质地也直接相关。

（2）试验性放疗20Gy,然后复查MRI或CT,如果肿瘤缩小可继续全脑和脊髓放疗30Gy,否则改变治疗策略进行手术治疗。反对意见:无病理学诊断者难以判断疗效,放疗后复发率高且复发后处理更加困难。

（3）手术治疗,术后放化疗,手术可以获得足够多病理,以明确诊断。但由于松果体区肿瘤位置深在,手术技术难度大,除了畸胎瘤,能够彻底切除的机会较少,有与手术相关的死亡率和病残率。

（4）合并脑积水和颅内压增高者,应在治疗肿瘤时辅以脱水、脑脊液分流或开颅减压等,并需注意沿脑室－腹腔分流管播散可能。

2.手术治疗

最好行肿瘤全切除。手术入路有多种,目前最具有代表性的有:①Poppen入路:枕后开颅切开部分小脑幕,沿大脑镰到达肿瘤;②Krause入路:枕下开颅在小脑幕和小脑表面之间到达并切除肿瘤。术中一定要注意尽量减轻对脑组织的压迫和牵拉,尤其是剥离肿瘤与深部静脉(大脑大静脉、大脑内静脉)时应格外小心。对于肿瘤未能全切且脑脊液循环梗阻未能解除者,可行侧脑室－腹腔分流术。不行直接手术而只行分流术者,术后颅内压虽不高,但中脑受压体征更明显,只有直接手术切除肿瘤才能解除肿瘤对脑干的压迫。

3.放疗

松果体母细胞瘤除局部放疗外,还需行全脑＋全脊髓放射;松果体细胞瘤或较低恶度的松果体区肿瘤未能全切或手术后复发的患者应进行放疗。对于怀疑有肿瘤播散者更应行全脑＋全脊髓放疗。

4.化疗

松果体细胞瘤属于良性肿瘤,不需要化疗。松果体母细胞瘤处于原始未分化状态,对化疗敏感,常用的药物有顺铂、长春新碱、洛莫司汀以及环磷酰胺、卡铂、VP－16等,目前尚未确定最有效方案。

（六）预后

中枢神经系统转移是松果体实质细胞肿瘤患者死亡的最主要原因,目前,松果体母细胞瘤术后中位存活时间为 24～30 个月。

第二节　脑膜瘤

一、概述

脑膜瘤是成人常见的颅内良性肿瘤,占颅内原发肿瘤的 14.3%～19%,发病率仅次于胶质瘤。发病的年龄高峰为 45 岁左右,男女发病比例约为 1∶1.8。19%～24% 的青少年脑膜瘤发生于神经纤维瘤病 I 型。

脑膜瘤的发生与蛛网膜有关,可发生于任何有蛛网膜细胞的部位(脑与颅骨之间、脑室内、沿脊髓),特别是与蛛网膜颗粒集中分布的区域相一致。脑膜瘤多与硬脑膜相粘连,但也可与硬脑膜无关联,如发生在脑室内的脑膜瘤。

脑膜瘤通常为生长缓慢、边界清楚(非侵袭性)的良性病变。少数可呈恶性和(或)快速生长。8% 的患者多发,在神经纤维瘤病患者中尤为多见。偶尔肿瘤呈大片匍匐状生长(斑块状脑膜瘤)。

（一）诊断

1.临床表现

(1)病史:脑膜瘤因属良性肿瘤,生长慢,病程长。因肿瘤呈膨胀性生长,患者往往以头痛和癫痫为首发症状。

(2)颅内压增高症状:可不明显。许多患者仅有轻微的头痛,甚至经 CT 扫描偶然发现脑膜瘤。因肿瘤生长缓慢,所以肿瘤往往长得很大,而临床症状还不严重。有时,患者眼底视神经乳头水肿已相当明显,甚至出现继发视神经萎缩,而头痛并不剧烈,无呕吐。值得注意的是,当"哑区"的肿瘤长得很大,无法代偿而出现颅内压增高时,病情会突然恶化,甚至会在短期内出现脑疝。

(3)局部神经功能障碍:根据肿瘤生长部位及邻近神经血管结构不同,可有不同的局部神经功能障碍。如蝶骨翼(或嵴)脑膜瘤外侧型(或翼点型)的表现与大脑凸面脑膜瘤类似;内侧型(床突型)多因包绕颈内动脉(ICA)、大脑中动脉(MCA)、眶上裂部位的脑神经和视神经而出现相应的脑缺血表现和脑神经功能障碍。嗅沟脑膜瘤多长到很大时才出现症状,包括 Foster-Kennedy 综合征(同侧视神经萎缩,对侧视神经乳头水肿);精神改变,如压迫视路导致视野缺损等。

(4)颅骨变化:脑膜瘤常可造成邻近颅骨骨质的变化,表现为骨板受压变薄、破坏,甚至穿破骨板侵蚀至帽状腱膜下,头皮局部可见隆起。有时,肿瘤也可使颅骨内板增厚,增厚的颅骨内可含肿瘤组织。

(5)癫痫:位于额部或顶部的脑膜瘤易产生刺激症状,引起限局性癫痫或全身发作。

2.辅助检查

(1)脑电图:因脑膜瘤发展缓慢,并呈限局性膨胀生长,脑电图检查时一般无明显慢波。但当肿瘤长到相当大时,压迫脑组织,引起脑水肿,此时脑电图可呈现慢波,多为局限性异常 Q 波、δ 波为主,背景脑电图的改变较轻微。脑膜瘤的血管越丰富,δ 波越明显。大脑半球凸面或矢状窦旁脑膜瘤的患者可有癫痫病史,脑电图可辅助诊断。

(2)头部 X 线片:由于脑膜瘤与颅骨关系密切,以及共同的供血途径,容易引起颅骨的改变,头部平片的定位征出现率可达 30%～60%,颅内压增高症可达 70%以上。主要表现如下几种。

1)局限性骨质改变:可出现内板增厚,骨板弥漫增生,外板骨质呈针状放射增生。

2)颅板的血管压迹增多:可见脑膜动脉沟增粗扭曲,最常见于脑膜中动脉沟。局部颅骨板障静脉异常增多。

(3)头部 CT:可见病变密度均匀,增强后强化明显,基底宽附着于硬脑膜上。一般无明显脑水肿,少数也可伴有明显的瘤周水肿,有时范围可达整个大脑半球。脑室内脑膜瘤半数可出现脑室外水肿。CT 检查的优点在于可明确显示肿瘤的钙化和骨质改变(增生或破坏)。

(4)头部 MRI:一般表现为等或稍长 T_1、T_2 信号,T_1 像上 60%的肿瘤与灰质等信号,30%的肿瘤为低于灰质的低信号。在 T_2 像上,50%为等信号或高信号,40%为中度高信号,也可能为混杂信号。肿瘤边界清楚,呈圆形或类圆形,多数边缘有一条低信号带,呈弧形或环形,为残存蛛网膜下腔(脑脊液)。肿瘤实质部分经静脉增强后呈均匀、明显强化。肿瘤基底硬脑膜强化可形成特征性的表现——"脑膜尾征",对于脑膜瘤的诊断有特殊意义。MRI 检查的优点在于可清晰显示肿瘤与周围软组织的关系。脑膜瘤与脑之间的蛛网膜下腔界面消失,说明肿瘤呈侵袭性生长,手术全切除较困难。

肿瘤基底硬脑膜强化可形成"脑膜尾征",是脑膜瘤较为特征性的表现,但并不是脑膜瘤所特有的影像表现。邻近硬脑膜的其他病变,如转移癌和胶质瘤等也可有类似影像特点。

同时进行 CT 和 MRI 增强扫描,对比分析,能得到较正确的定位及定性诊断。

(5)脑血管造影:可了解肿瘤供血,肿瘤与重要血管的关系,以及硬脑膜静脉窦的情况(决定手术中是否可以结扎)。同时,脑血管造影也为手术前栓塞提供条件。约一半的脑膜瘤,脑血管造影可显示肿瘤阴影。通常脑膜瘤在脑血管造影像上有特征性表现。

1)脑膜血管呈粗细均匀、排列整齐的小动脉网,轮廓清楚呈包绕状。

2)肿瘤同时接受来自颈外、颈内动脉或椎动脉系统的双重供血。位于颅前窝底的脑膜瘤可接受眼动脉、筛动脉和大脑前动脉分支供血;位于颅中窝底的脑膜瘤可接受脑膜中动脉、咽升动脉供血;位于颅后窝底的脑膜瘤可由枕动脉、椎动脉脑膜前支、脑膜后动脉供血。

3)血管造影还可显示硬脑膜窦的受阻情况,尤其是矢状窦/大脑镰旁脑膜瘤。根据斜位片评估上矢状窦通畅程度较可靠。

4)肿瘤的循环速度比脑血流速度慢,造影剂常在肿瘤中滞留。在脑血管造影的静脉期,甚至窦期,仍可见到肿瘤染色,即迟发染色。肿瘤血管明显且均匀一致延迟充盈的特点有助于确诊。

5)脑膜瘤周围脑血管呈包绕状移位。

上述特点在脑膜瘤的脑血管造影中可同时出现,也可能部分出现。

(二)治疗

1.手术治疗

(1)手术切除脑膜瘤是最有效的治疗手段。随着显微手术技术的发展,脑膜瘤手术效果也随之提高,大多数患者治愈,但并不能排除复发可能性。

(2)手术原则。

1)体位:根据肿瘤的部位选择体位,侧卧位、仰卧位、俯卧位都是常用的体位。

2)切口:影像学的进展和导航技术的出现,使肿瘤的定位十分精确,手术入路应尽量选择到达肿瘤距离最近的路径,同时应避开重要神经和血管。颅底肿瘤的入路还应考虑到对脑组织的最小牵拉。切口设计的关键是将肿瘤恰位于骨窗的中心。

3)手术显微镜的应用:手术显微镜下分离肿瘤,使操作更细致,保护周围脑组织。

4)对富于血运的肿瘤,术前可栓塞供应动脉或术中结扎供应肿瘤的血管。

5)对受肿瘤侵蚀的硬脑膜、颅骨应一并切除,以防术后复发。经造影并在术中证实已闭塞的静脉窦也可以切除。以筋膜或人工硬脑膜、颅骨代用品修补硬脑膜和颅骨。

6)术后处理控制颅内压,抗感染、抗癫痫治疗,注意预防脑脊液漏。

2.非手术治疗

(1)放射治疗:对于不能全切的脑膜瘤和少数恶性脑膜瘤,手术切除后需放射治疗。

(2)其他治疗:激素治疗对减慢肿瘤的生长是否有效尚不能肯定,对复发又不宜再手术的脑膜瘤可做姑息疗法。

3.术后处理

(1)手术后应将患者送往重症监护病房(ICU)监护 24～48h。

(2)手术前脑水肿严重者术后应静脉给予脱水药、甲泼尼龙或地塞米松。

(3)患者麻醉苏醒后,立即进行神经功能评估,并做好记录。如出现神经功能缺损,须进一步分析原因。疑为颅内血肿形成者,须立即行 CT 检查或直接送手术室开颅探查,清除血肿。

(4)抗癫痫治疗:肿瘤累及运动、感觉皮层或手术前患者有癫痫发作史,手术中和手术当天,需静脉应用抗癫痫药物,预防癫痫发作。手术后第一日患者可于进食后恢复手术前的(口服)抗癫痫治疗方案。手术后抗癫痫治疗至少 3 个月,无癫痫发作者可逐渐减少药量,直到停止用药。手术前有癫痫病史的患者,抗癫痫治疗时间应适当延长,一般建议 1～2 年。

(5)预防下肢静脉血栓和肺栓塞:若患者术后有肢体运动障碍或为老年患者,短期内不能下床,必要时应给予药物(如注射用低分子肝素钙,0.3mL,脐旁皮下注射)和穿弹力袜。

(6)脑脊液漏:术后有脑脊液漏可能者,可取头高位,腰椎穿刺持续引流 2～3d;出现脑脊液漏时可持续 5～7d,一般可自愈。若脑脊液漏仍不缓解,应考虑二次手术修补漏口。

二、脑膜瘤的复发及处理

与任何肿瘤一样,脑膜瘤首次手术后,如在原发部位有少许残留,则很可能发生肿瘤再生长并复发。恶性和非典型脑膜瘤的 5 年复发率分别为 38% 和 78%。造成良性脑膜瘤复发的原因有两个:一是由于肿瘤侵犯或包裹重要神经和血管组织时未能完全切除而残留,如海绵窦脑膜瘤;二是由于肿瘤局部浸润生长,靠近原发灶周边或多或少残存一些瘤细胞。脑膜瘤术后复发多见于被肿瘤侵犯的硬脑膜。

1.放射治疗

放射治疗可能有效,可使平均复发时间延长。考虑到放射治疗可能引起的放射性损伤和坏死等不良反应,对肿瘤可能复发的患者也可先行 CT 或 MRI 随访,发现明确复发迹象时再行放射治疗。

2.手术切除

根据患者年龄、身体状况、症状和体征,以及影像学资料等,决定是否再次手术。再次手术的结果不仅仅取决患者年龄和一般状态,还取决于肿瘤的部位,如蝶骨嵴脑膜瘤,复发时若已长入海绵窦,再次手术的困难会更多;但复发的上矢状窦旁脑膜瘤,如已侵犯并阻塞上矢状窦,二次手术可将肿瘤及闭塞的上矢状窦一并切除而获得治愈。

三、矢状窦旁脑膜瘤

矢状窦旁脑膜瘤是指肿瘤基底附着在上矢状窦壁并充满上矢状窦角的脑膜瘤。有时肿瘤可侵入窦内甚至造成上矢状窦闭塞。

(一)诊断标准

1.临床表现

(1)颅内高压症状和体征:造成颅内压增高的原因,除了肿瘤本身的占位效应外,瘤体压迫上矢状窦及静脉,造成回流受阻也是原因之一。

(2)癫痫:较为常见的首发症状,尤其是在中央区的窦旁脑膜瘤。

(3)局部神经功能障碍:前 1/3 矢状窦旁脑膜瘤因侵犯额叶而常见精神方面的改变;中 1/3 者最常见的症状为癫痫和对侧肢体渐进性瘫痪;后 1/3 者最常见的症状为视野缺损。

2.辅助检查

(1)头部 CT 和 MRI:根据脑膜瘤的典型影像学特点和部位可明确诊断。CT的骨窗像可以提供与肿瘤相邻的颅骨受侵犯破坏情况。MRI 检查可显示肿瘤与大脑前动脉的关系、引流静脉的方向,了解矢状窦的受累程度及是否闭塞。

(2)脑血管造影:脑血管造影对矢状窦旁脑膜瘤的诊断价值在于以下几点。

1)了解肿瘤的供血动脉和肿瘤内的血运情况。

2)脑血管造影的静脉期和窦期可见肿瘤将静脉挤压移位,有的上矢状窦会被肿瘤阻塞中断。

(二)治疗

1.手术前评估

根据患者的病史、年龄,影像学资料和患者对治疗结果的期盼,应评估手术的风险和手术对患者的益处,再决定是否手术。

2.头皮切口设计

通常采用马蹄形,骨瓣要足够大,必须能完全暴露需切除的肿瘤及受累的颅骨、硬脑膜。

3.手术操作

(1)在中线附近作钻孔时,应小心下方的上矢状窦。为防止导板穿过困难,可沿上矢状窦两侧多钻一孔。

(2)锯开颅骨后,用剥离子将颅骨与硬脑膜分开,上矢状窦部分要最后分离(高龄患者硬脑膜不易剥离)。

(3)翻开并取下游离骨瓣后,要立即处理颅骨板障出血,骨缘封以骨蜡。

(4)硬脑膜表面上的出血可电灼或压以明胶海绵,硬脑膜中动脉如参与供血,则可将其缝扎。上矢状窦表面的出血,压以明胶海绵和棉条,数分钟即可止血。骨窗四周悬吊硬脑膜。

(5)如果肿瘤累及颅骨内板,可用高速颅钻将受累的颅骨磨去。如颅骨侵蚀范围较大,特别是肿瘤已穿透颅骨时,可将其与肿瘤一并切除。

(6)中央静脉的保留:位于中央区的大脑上静脉(中央沟静脉)被损伤后,术后患者往往出现严重的对侧肢体瘫痪。所以应尽量保存该静脉。肿瘤较大时,应先做被膜内切除肿瘤。

4.手术后处理

上矢状窦旁脑膜瘤手术后应严密观察,发现并发症(如手术后血肿和脑水肿)应及时处理。

5.复发及处理

(1)侵犯上矢状窦,而又未能全切的肿瘤,术后易复发。

(2)复发后可再次手术,特别是首次手术时,矢状窦尚未闭塞,再次手术前矢状窦已闭塞者,可将矢状窦连同肿瘤一并切除。

(3)对未能全切的肿瘤术后应辅以放射治疗。

四、大脑凸面脑膜瘤

大脑凸面脑膜瘤是指肿瘤基底与颅底硬脑膜或硬脑膜窦无关系的脑膜瘤,可发生在大脑凸面硬脑膜的任何部位,最常见于额顶叶交界处、冠状缝附近。大脑凸面脑膜瘤占脑膜瘤的15%。女性与男性发病比例为1.17∶1。

(一)诊断标准

1.部位分类

通常将凸面脑膜瘤分为4个部位。

(1)前区:指额叶。

(2)中央区:包括中央前后回感觉运动区。

(3)后区:指顶后叶和枕叶。

(4)颞区:以前区、中央区发生率最高,约占2/3。

2.临床表现

(1)大脑凸面脑膜瘤病史一般较长。主要表现为不同程度的头痛、精神障碍,半数以上的患者发病半年后可逐渐出现颅内压增高。

(2)局部神经功能缺失:以肢体运动及感觉障碍多见,肿瘤位于颞区或后区时因视路受压出现视野改变。优势半球的肿瘤还可导致语言障碍。

(3)癫痫:以局限运动性发作常见,其肿瘤多位于皮层运动区,表现为面部和手脚抽搐。

(4)有些患者因为头部外伤或其他不适,经行头部CT扫描偶然发现。

3.辅助检查

(1)脑电图:脑电图检查曾经是凸面脑膜瘤的辅助诊断方法之一,近年来已被CT和MRI检查所代替。目前脑电图的作用在于手术前后对患者癫痫状况的估价,以及应用抗癫痫药物的疗效评定。

(2)头部X线:可能发现颅骨骨质针状增生、内板增厚或颅外骨性骨板。

(3)头部CT和MRI:根据脑膜瘤的典型表现,对此病多可及时做出明确诊断。MRI检查可以准确地反映大脑凸面脑膜瘤的大小、结构,邻近脑组织的水肿程度,肿瘤与重要脑血管的关系。MRI增强图像上,60%~70%的大脑凸面脑膜瘤,其基底部硬脑膜会出现条形增强带,即"脑膜尾征",为脑膜瘤较为特异性的影像特点。目前认为,这一结构多数为反应性增高的结缔组织或血管组织,少数为肿瘤浸润,手术时应显露并切除,以达到肿瘤全切目的。

（4）脑血管造影：对诊断大脑凸面脑膜瘤，脑血管造影并非必需。如手术前怀疑肿瘤与上矢状窦有关，需行脑血管造影或 MRI 加以证实。脑血管造影还可以了解肿瘤的血运情况和供血动脉的来源（颈内或颈外动脉）。

（二）治疗

1.手术前评估

大脑凸面脑膜瘤手术全切后，复发率很低。手术后主要并发症是肢体功能障碍、癫痫和术区血肿。针对每例患者的病史、化验结果、影像学检查特点，综合判断手术的风险代价和对患者的益处，然后决定是否手术。

2.手术操作

（1）可将皮瓣及骨瓣一起翻开，也可钻孔后取下骨瓣。如颅骨被肿瘤侵犯并穿破，可咬除或用锉刀锉平被侵蚀部分。单纯内板受侵蚀，用颅钻磨除受累的内板。

（2）由颈外动脉供血的大脑凸面脑膜瘤，开颅翻开骨瓣是整个手术出血最多的阶段，应立即采用电凝、缝扎或沿肿瘤切开硬脑膜等方法止血。

（3）用手指轻轻触摸硬脑膜可确定肿瘤的边界。环绕肿瘤外界剪开硬脑膜。应尽可能减少脑组织的外露。被肿瘤侵蚀的硬脑膜应去除，用人工硬脑膜或筋膜修补。

（4）分离和切除肿瘤。切除和暴露肿瘤可交替进行。在脑组织表面的蛛网膜与肿瘤之间逐渐分离，边分离边用棉条保护脑组织。肿瘤较小时可将肿瘤分离后完整切除。肿瘤较大时，可用超声吸引器（CUSA）将瘤内容物逐渐吸除，然后再从瘤表面分离，以避免过度牵拉脑组织。有些软脑膜血管向肿瘤供血，可在分离肿瘤与瘤床之间电凝后剪断，并垫以棉条，直至肿瘤从脑内分离开。注意相邻血管（包括动脉和静脉）及功能区皮质的保护，必要时借助神经导航系统确定重要结构（如中央沟）的位置。

（5）止血后关颅：彻底止血后待血压恢复到手术前水平，手术野无活动性出血方可关颅。严密（不透水）缝合或修补硬脑膜，骨瓣复位固定，常规缝合头皮，在通常情况下可不必放置引流。

3.手术后处理

（1）患者术后应在 ICU 或麻醉康复室观察，直到麻醉清醒。

（2）如术后患者不清醒，出现癫痫发作，清醒后再度意识障碍或出现新的神经功能障碍，均应及时行脑 CT 扫描，除外术后（水肿）血肿。

（3）抗癫痫药物的应用，术后应常规给予抗癫痫药，防止癫痫发作。应保持血中抗癫痫药的有效浓度，通常给予丙戊酸钠缓释片持续泵入 1mg/(kg·h)，患者完全清醒后改为口服。

（4）如患者有肢体运动障碍，术后应被动活动肢体，防止关节失用性僵直和深部静脉血栓形成。为防止深部静脉血栓形成，可给患者穿着弹力袜。

五、脑室内脑膜瘤

脑室内脑膜瘤是发生于脑室脉络丛的蛛网膜细胞，较少见，约占颅内脑膜瘤的 2%。

（一）诊断标准

1.临床表现

（1）颅内高压症状：侧脑室脑膜瘤早期症状不明显，就诊时肿瘤多已较大，患者已出现颅内压增高的表现，如阵发性头痛、呕吐、视神经乳头水肿。变换体位时肿瘤压迫室间孔，可引起急性颅内压增高。第三、第四脑室内脑膜瘤早期即可引起脑脊液循环障碍导致梗阻性脑积水，因此颅内压增高症状出现较早。

（2）局部神经功能障碍：肿瘤侵及内囊时可出现对侧肢体偏瘫。肿瘤位于优势半球时，还可以出现感觉性或运动性失语。其他还包括同向性偏盲。癫痫少见。

2.辅助检查

（1）头部 CT 和 MRI：根据脑膜瘤的典型影像学表现（除外"脑膜尾征"），CT 和 MRI 是诊断脑室内脑膜瘤最可靠的方法。

（2）脑血管造影：可以显示肿瘤的供血动脉。侧脑室脑膜瘤的供血动脉为脉络膜前动脉和脉络膜后动脉。脑血管造影片上可见上述动脉增粗迂曲，远端分支呈引入肿瘤的小动脉网，随后出现典型的脑膜瘤循环。

（二）治疗

1.手术前评估

脑室内脑膜瘤被发现时往往较大，应及早确诊，尽快手术治疗。根据 CT 和 MRI 检查了解肿瘤位于脑室的位置，与室间孔和导水管的关系，以及是否合并脑积水，同时选择适当的手术入路。不典型的脑室内脑膜瘤须与脑室内室管膜瘤、脉络丛乳头状瘤、胶质瘤及生殖细胞瘤相鉴别。

2.手术入路

（1）侧脑室脑膜瘤手术入路的选择原则。

1）到达肿瘤路径较近。

2）可早期处理肿瘤的供血。

3)尽量避免视放射的损伤。

(2)常用手术入路:包括以下几种。

1)三角区入路:较常用于侧脑室三角区脑膜瘤,可以减少患者手术后肢体无力和视野缺损的发生。有条件时应用神经导航技术可以准确确定三角区脑膜瘤的位置,仅用 2~3cm 的脑沟切口即可深入脑室分块切除肿瘤。手术安全,手术后并发症少,但早期处理肿瘤血供稍差。

2)颞中回入路:可用于肿瘤位于侧脑室颞角者,但该入路易造成视放射损伤,优势半球手术可导致语言功能障碍。

3)纵裂胼胝体入路:多被用来切除位置更靠近侧脑室前部的肿瘤。皮质损伤可引发癫痫。

4)枕下正中入路:适用于第四脑室脑膜瘤。

5)Poppen 入路:适用于第三脑室脑膜瘤。

3.手术操作

(1)在距离肿瘤最近或非功能区的皮层处选择适当的脑沟(如顶间沟),避开视放射纤维,将脑沟分开2~3cm,进入侧脑室三角区。枕下正中入路显露第四脑室脑膜瘤时,可通过分离两侧的小脑延髓裂隙,抬起两侧的小脑扁桃体显露第四脑室,而不必切开小脑下蚓部。

(2)尽早暴露阻断肿瘤的供血动脉(如脉络膜前动脉)。

(3)肿瘤小于 3.0cm 时可分离后完整切除。肿瘤较大时,应先于肿瘤内分块切除,待体积缩小后再将残存瘤壁翻出。不可勉强完整切除,以免损伤肿瘤周围的脑组织,尤其是侧脑室壁。

(4)避免出血流入对侧脑室或第三脑室。止血要彻底。

(5)严密缝合硬脑膜,脑室内可不必放置引流管。若放置引流,一般不超过 5d。

六、嗅沟脑膜瘤

嗅沟脑膜瘤是指基底位于颅前窝底筛板(硬脑膜)的一类颅底脑膜瘤,约占颅内脑膜瘤的 8%~13%,女性发病多于男性,男女发病比例约为 1:1.2。嗅沟脑膜瘤的瘤体可向两侧或偏一侧膨胀性生长。

(一)诊断标准

1.临床表现

(1)颅内高压症状和体征:出现较晚,出现症状时肿瘤体积多已很大。

(2)神经功能障碍。

1)嗅觉障碍:嗅沟脑膜瘤早期即可有单侧嗅觉逐渐丧失,但不易觉察。

2)视力障碍:可因颅内压增高或肿瘤压迫视神经所造成。

3)精神症状:额叶底面受累的结果,表现为性格改变、记忆力减退和个性消失,也可出现兴奋、幻觉和妄想。老年患者可表现为抑郁。

4)癫痫和震颤:少数患者可有癫痫发作。肿瘤晚期,压迫内囊或基底节,患者出现锥体束征或肢体震颤。

5)其他:肿瘤向鼻腔生长,患者可因鼻出血而就诊。

2.辅助检查

(1)头部X线:可见颅前窝底包括筛板和眶顶骨质吸收变薄或消蚀而轮廓模糊,也可为筛板和眶顶骨质增生。

(2)头部CT和MRI:MRI可清晰地显示肿瘤与周围神经、血管组织(如视神经、额叶、大脑前动脉等)的关系。CT能比MRI更好地反映颅底的骨性改变。

(3)脑血管造影:侧位像示大脑前动脉垂直段弧形向后移位。大部分患侧筛动脉、眼动脉增粗,远端分支增多或呈栅栏状向颅前窝供血。

(二)治疗

1.手术前评估

(1)需对患者的年龄、一般状况及心肺、肝肾功能等全身情况进行评估。

(2)根据影像学分析肿瘤的范围、瘤周脑水肿程度、肿瘤与视神经和大脑前动脉等主要结构的关系,以及肿瘤是否突入筛窦、额窦等情况,进而制定适合的手术方案,包括手术入路的选择、手术中的难点和相应的处置,以及术后可能的并发症。并将以上告知患者和家属。

(3)手术后是否无法恢复和避免嗅觉障碍。术前视力极差(如眼前指动)或已丧失者,手术后视力恢复的可能性不大,甚至反而加重。

2.手术操作

(1)手术入路:有单侧额部开颅和双侧额部开颅两种手术入路,经硬脑膜内切除肿瘤。

1)需最大程度地暴露颅前窝底的中线部分。患者仰卧位,头部后仰30°,有利于额叶底面从颅前窝底自然下垂,减少术中对脑组织牵拉。

2)骨窗前缘应尽量靠近颅前窝底。

3)如额窦开放应仔细封闭,以防术后脑脊液鼻漏。

4)为保护上矢状窦,可在窦两侧分别钻孔,钻孔后用剥离子尽可能剥离骨孔周围的硬脑膜,用铣刀铣开骨瓣。骨瓣翻起时仔细剥离骨板下的上矢状窦,将骨瓣游离取下。

5)硬脑膜和上矢状窦上的出血可压以明胶海绵。

6)切开硬脑膜时如遇见桥静脉应尽可能游离保护,必要时可用双极电凝烧断。

(2)脑脊液漏与颅底重建。

1)筛板处不可过分搔刮,以防硬脑膜和筛板被破坏,造成手术后脑脊液鼻漏。但若该处硬脑膜甚至骨质已被肿瘤侵犯,应将之切除后用适当材料修补。

2)颅底骨缺损处用钛板等修补。硬脑膜缺损用自体筋膜或其他材料修复。

3.术后并发症及处理

(1)脑脊液鼻漏和颅内感染。

1)严密封闭开放的额窦。

2)筛窦开放后行颅底重建。

3)抗炎治疗。

(2)手术后癫痫:抗癫痫治疗。

4.脑动脉损伤

(1)若动脉周围的蛛网膜尚完整可在显微镜下仔细分离。

(2)直视下分离肿瘤周边,尽量避免盲目牵拉肿瘤,以防粘连动脉或其分支被撕断。

(3)如粘连紧密,必要时残留部分肿瘤。

5.视力及视野障碍

(1)避免牵拉等操作直接损伤视神经、视交叉。

(2)尽可能保护视交叉和视神经的供血血管,这甚至比保护视路的解剖完整更重要。

七、鞍区脑膜瘤

鞍区脑膜瘤又称鞍上脑膜瘤,包括起源于鞍结节、前床突、鞍隔和蝶骨平台的脑膜瘤。

(一)诊断标准

1.临床表现

(1)头痛:多以额部为主,也可以表现为眼眶、双颞部疼痛。

(2)视力及视野障碍:鞍旁脑膜瘤患者几乎都有不同程度的视力及视野障碍,

其中约80%的患者以此为首发症状。视野障碍以双颞侧偏盲或单眼失明伴另一眼颞侧偏盲多见。眼底检查可见 Foster-Kennedy 综合征。原发视神经萎缩可高达80%,严重时双侧萎缩。

(3)精神障碍:可表现为嗜睡、记忆力减退、焦虑等,可能与肿瘤压迫额叶底面有关。

(4)内分泌功能障碍:如性欲减退、阳痿和闭经。

(5)其他:个别患者以嗅觉丧失、癫痫、动眼神经麻痹为主诉就诊。

2.辅助检查

(1)头部 X 线:可见鞍结节及其附近的蝶骨平台骨质呈结节样增生,有时还可见鞍背骨质吸收,偶尔可见垂体窝变大,类似垂体腺瘤的表现。

(2)脑 CT 和 MRI。

1)鞍旁脑膜瘤在 CT 片上可见蝶鞍部等密度或高密度区,注射对比剂后肿瘤影像明显增强,骨窗像可见鞍结节骨质密度增高或疏松。

2)对可疑鞍区病变者,多首先采用 MRI 检查。MRI 检查可更清晰地显示肿瘤与视神经、颈内动脉及颅骨之间的关系。矢状、冠状扫描可以判断肿瘤与蝶鞍、视交叉的关系。

3)对鞍上高密度病变,应注意经脑血管造影与动脉瘤相鉴别,以防术中意外。

(3)脑血管造影典型征象:正位像显示大脑前动脉抬高,双侧前动脉起始段合成半圆形。通常眼动脉可增粗并有分支向肿瘤供血,肿瘤染色明显。

(二)治疗

1.手术入路

(1)经额底入路。

(2)翼点入路。

(3)经半球间(前纵裂)入路。

2.肿瘤切除

(1)先处理肿瘤基底,切断肿瘤的供应动脉。

(2)对于较大的肿瘤,不可企图完整切除,应先做瘤内分块切除,以减小肿瘤体积。

(3)边分离便切除肿瘤壁。一般先分离对侧视神经和视交叉,再分离同侧视神经和视交叉,包绕颈内动脉或其分支的脑膜瘤不必勉强切除,以免损伤而造成严重后果。

(4)肿瘤较大时,其后方常与下丘脑和前动脉(包括其分支和前交通动脉)粘连,分离时应注意小心保护。

(5)手术能全切肿瘤是最理想的,但有时因肿瘤大,与视神经和颈内动脉粘连紧密,若存在患者高龄等不利因素,全切鞍旁脑膜瘤常有困难。在这种情况下,不应勉强全切,可尽量于被膜内切除肿瘤,达到视神经充分减压的目的。

3.手术后并发症

(1)视神经损伤:手术前视力越差,视神经耐受手术创伤的能力就越弱。手术中不要勉强切除紧贴在视神经上的残存肿瘤。但即使如此,难免造成原已很差的视力进一步恶化。

(2)嗅神经损伤。

(3)血管损伤:肿瘤较大时可压迫甚至包裹颈内动脉、前交通动脉、大脑前和大脑中动脉及其穿支等。手术中分离被肿瘤包裹的血管或大块切除肿瘤时,可能发生血管的损伤。一旦发生重要动脉的损伤,要尽量显微手术修复。另外,手术中的操作还可能造成脑血管痉挛,同样可以引发手术后脑梗死。

(4)下丘脑和垂体柄损伤:表现为意识障碍、高热和电解质紊乱,后果严重,患者可有生命危险。常因肿瘤较大,侵犯下丘脑和垂体柄或其供血动脉,分离肿瘤时造成直接或间接(血管损伤或痉挛)损伤。每日至少 2 次电解质检查,调节电解质紊乱;记录 24h 尿量,若患者每小时尿量超过 200mL,持续 2～3h,应给予鞣酸加压素注射液或弥凝治疗(应注意从小剂量开始,防止出现尿闭);高热患者给予冰毯降温;激素替代治疗等。

(5)脑脊液鼻漏:多见于术中额窦或筛窦、蝶窦开放,可继发感染(脑膜炎)而造成严重后果。术中需严密封闭额窦,仔细修复颅底硬脑膜和颅骨的缺损。一旦出现可给予预防性抗炎治疗,同时行短期腰椎穿刺脑脊液引流,多数可自愈。不能自愈者应设法修补。

八、蝶骨嵴脑膜瘤

蝶骨嵴脑膜瘤是指起源于蝶骨大、小翼骨缘处的脑膜瘤,占全部颅内脑膜瘤的 10.96％。男女发病比例约为 1∶1.06。蝶骨嵴脑膜瘤分为内、中、外侧 3 型。蝶骨嵴内 1/3 脑膜瘤又称作床突脑膜瘤,临床表现与鞍旁脑膜瘤相似。

(一)诊断标准

1.临床表现

(1)颅内压增高:一般不作为首发症状,肿瘤较大时无论哪一型蝶骨嵴脑膜瘤均可出现。

(2)局部症状和体征:取决于肿瘤生长的部位和方向。

1)视力和视野障碍:内侧型多见。肿瘤早期可直接压迫视神经,并造成视神经孔和视神经管的硬脑膜和骨质破坏,进一步导致视神经受累,甚至失明。

2)眼球突出:肿瘤向眼眶内或眶上裂侵犯,眼静脉回流受阻所致。

3)脑神经功能障碍:内侧型脑膜瘤常可累及鞍旁走行的脑神经,包括第Ⅲ、第Ⅳ、第Ⅵ及第Ⅴ对脑神经损害,表现类似海绵窦综合征,如瞳孔散大、光反射消失、角膜反射减退及眼球运动障碍等。

4)精神症状。

5)癫痫发作:主要表现为颞叶癫痫。

6)局部骨质改变外:外侧型蝶骨嵴脑膜瘤可侵犯颅骨,出现颧颞部骨质隆起。

7)对侧肢体力弱。

8)其他:如嗅觉障碍。

2.辅助检查

(1)头部 CT 和 MRI:以蝶骨嵴为中心的球形生长的肿瘤,边界清晰,经对比加强后肿瘤影明显增强。CT 检查还可显示蝶骨骨质破坏或增生和有无钙化等情况。MRI 检查可显示肿瘤与周边软组织的关系,包括脑叶,颈内动脉,大脑前、中动脉,视神经等。

(2)脑血管造影:显示肿瘤的供血动脉,肿瘤与主要血管的毗邻关系。

(二)治疗

1.手术前评估

(1)需对患者的年龄、一般状况,以及心、肺、肝、肾功能等全身情况进行全麻手术耐受能力的评估。

(2)根据患者的临床症状和体征,结合影像学资料评估手术难度和可能的并发症,以及肿瘤是否可以全切除等。

1)MRI 检查可以确定肿瘤与周围组织的关系,脑膜瘤边界清楚、蛛网膜完整者,手术中较易分离。

2)广泛切除受累的颅底骨质及硬脑膜,可以防止手术后肿瘤复发。但需要颅底重建,防止术后脑脊液漏。

3)内侧型肿瘤可包绕视神经和颈内动脉或侵犯眶上裂和海绵窦,常常不能全切除。手术后往往还会残留一些症状,而有些神经功能障碍甚至加重。

4)对于内侧型肿瘤,年轻患者出现较重的临床症状或影像学显示肿瘤处于生长状态应选择手术。老年患者手术后并发症多,死亡率较高,选择手术应慎重。肿瘤若较小可观察,伴有明显症状者可考虑行放射治疗。对外侧型肿瘤,一般均考虑手术。

2.手术入路

无论是内侧型抑或外侧型蝶骨嵴脑膜瘤,目前多采用以翼点为中心的额颞部入路(翼点入路或改良翼点入路)。

3.手术操作

(1)肿瘤暴露:分离外侧裂暴露肿瘤,减少对脑组织牵拉。如肿瘤外面覆盖一薄层脑组织,难以完好保留时,可将这层脑组织切除以便于暴露肿瘤。

(2)肿瘤切除。

1)对于直径大于 2cm 的内侧型肿瘤,分块切除,以免损伤重要的血管和神经组织。

2)先处理肿瘤基底。若瘤体阻挡基底,可先在肿瘤内分块切除,待基底显露后再切断肿瘤供血。

3)沿肿瘤外周分离,注意保护颈内动脉,大脑前、中动脉的主干和分支,视神经,下丘脑和垂体柄等重要结构。如分离困难,可残留与之粘连的部分瘤壁,严禁强求分离而给患者造成严重的后果。

4)保护颈内动脉,一旦颈内动脉破裂,可先以海绵、肌肉压迫止血,同时在患者颈部压迫颈动脉,降低颈动脉压,在显微镜下缝合修补;或利用环绕动脉瘤夹修复破裂的颈内动脉。如均不奏效,只得结扎颈内动脉,同时行颞浅动脉与大脑中动脉分支吻合以减轻术后脑缺血损害程度。

5)修补硬脑膜:肿瘤切除后检查硬脑膜的破损程度,可选用自体骨膜、筋膜、阔筋膜或人工硬脑膜等修补,严密缝合,防止手术后脑脊液漏。

6)若术后不需脑脊液引流(为防止脑脊液漏),手术结束时拔除腰椎穿刺引流管。

4.术后并发症及处理

(1)手术后颅内压增高:手术后颅内血肿、脑水肿、脑挫伤和脑梗死等都可能出现颅内压增高,情况严重者若不能及时发现和处理可引起脑疝和生命危险。应密切观察,必要时行 CT 扫描。加强脱水和激素治疗,保守治疗不能控制病情时应及时手术清除血肿和水肿坏死的脑组织,必要时行去骨瓣减压术。

(2)手术后癫痫:积极进行抗癫痫方面的治疗。

(3)手术后脑梗死:加强脑梗死的治疗,保守治疗无效时,可针对性地进行手术治疗。

（4）深静脉血栓形成和肺栓塞：积极进行溶栓和抗栓塞治疗。

（5）对于未能全切的内侧型蝶骨嵴脑膜瘤的患者，手术后可辅以放射治疗，以延长肿瘤复发的时间。如肿瘤复发，可考虑再次手术切除。

九、海绵窦脑膜瘤

海绵窦脑膜瘤是指发生于海绵窦壁或累及海绵窦的脑膜瘤。手术切除困难，难以彻底切除，术后并发症多。

（一）诊断

1.临床表现

（1）头痛：原发海绵窦脑膜瘤症状出现较早，头痛可能是本病的早期症状。

（2）脑神经功能障碍：累及走行于海绵窦的脑神经可出现相应症状和体征，第Ⅲ、第Ⅳ、第Ⅴ和第Ⅵ脑神经麻痹常见，如眼外肌麻痹、三叉神经的第一或第二支分布区疼痛。肿瘤压迫视神经可出现视力及视野障碍等。

（3）眼球突出。

（4）来自颅底其他部位的脑膜瘤累及海绵窦者，患者早期先有肿瘤原发部位的症状，而后逐渐出现海绵窦受损害的症状。

2.辅助检查

（1）头部 CT 和 MRI：根据肿瘤的部位和脑膜瘤的典型表现可以早期诊断海绵窦脑膜瘤。注意区分原发海绵窦脑膜瘤与继发海绵窦脑膜瘤，后者肿瘤较大，可能合并骨质破坏、周围脑水肿和脑组织受压等表现。

（2）脑血管造影：可了解颈内动脉与肿瘤的关系，如颈内动脉的移位或被包绕、虹吸弯增大等，同时有助于了解肿瘤的供血情况。此外，脑血管造影还有助于与海绵窦血管瘤相鉴别。

（二）治疗

1.治疗方法的选择

一般有以下 3 种。

（1）临床观察。

（2）放射治疗。

（3）手术治疗（或"手术＋放射治疗"的综合治疗）

1）无论患者的年龄，只要症状轻微，均可暂时予以观察，定期做临床和影像学

CT、MRI 检查随访。一旦发现肿瘤有进展变化,再考虑放射治疗或手术治疗。

2)症状明显的老年患者和手术后复发肿瘤建议行放射治疗。

3)若患者一般状况许可且海绵窦症状逐渐加重,在患者对病情、手术治疗目的,以及手术后可能发生并发症表示理解和接受的前提下,考虑手术治疗。

2.手术治疗

(1)手术入路:常用入路包括以下 2 种。

1)翼点入路:可通过切断颧弓来减小对脑组织的牵拉。

2)颅眶颧入路。

(2)手术原则。

1)不可强求完全切除肿瘤。如果手术中解剖结构不清楚或肿瘤与脑神经和颈内动脉等重要结构粘连紧密,全切肿瘤会不可避免地造成损伤,可行肿瘤次全或大部切除,手术后再辅以放射治疗。

2)切除海绵窦内的肿瘤时如发生出血,应注意判断出血来源,静脉窦的出血使用明胶海绵、止血纱布等止血材料或肌肉填塞,不难控制;若系颈内动脉破裂出血,则需设法修补。

十、桥脑小脑角脑膜瘤

桥脑小脑角脑膜瘤主要是指起源于岩骨后面(内听道后方)的脑膜瘤。

(一)诊断标准

1.临床表现

(1)肿瘤生长缓慢,早期症状不明显。

(2)颅内压增高:多见于后期肿瘤较大时。

(3)局部神经功能障碍:具体表现如下。

1)听神经损害居首位,表现为耳鸣和听力下降。

2)面肌抽搐或轻中度面瘫。

3)面部麻木,角膜反射消失,颞肌萎缩,个别患者以三叉神经痛为主诉。

4)小脑症状和体征,包括走路不稳、粗大水平眼震,以及患侧肢体共济失调。

5)后组脑神经功能障碍,包括声音嘶哑、饮水呛咳、吞咽困难等。

2.辅助检查

(1)头部 CT 和 MRI:具体如下。

1)诊断桥脑小脑角脑膜瘤首选 MRI 检查。

2)桥脑小脑角脑膜瘤在 MRI 上边界清楚,呈卵圆形,基底附着宽。不增强时多呈等 T_1 和等 T_2 信号,注射对比剂后出现明显均一强化。往往与小脑幕有粘连。MRI 可清晰地显示肿瘤与周围结构的关系,特别是对脑干和基底动脉的压迫情况。

3)CT 可能显示肿瘤内钙化,岩骨骨质破坏或增生,内听道一般不扩大(可借以与听神经瘤相鉴别),有时可见岩骨尖骨质增生或破坏。

(2)脑血管造影:正位像可以显示大脑后动脉及小脑上动脉向内上移位,肿瘤向斜坡发展时,基底动脉向对侧移位。侧位像可见小脑后下动脉向下移位,同时可见肿瘤染色。目前一般不再采用脑血管造影来诊断桥脑小脑角脑膜瘤。

(二)治疗

1.治疗方法的选择

(1)对症状轻微的桥脑小脑角脑膜瘤患者,可以手术,也可随访观察。

(2)肿瘤较小(<3cm)或患者不能耐受全麻手术或患者拒绝手术时,可考虑立体放射外科治疗。

(3)肿瘤较大(>3cm),患者症状明显或患者虽尚无症状,但肿瘤增长较快,出现进展性神经功能损失时,建议手术治疗。

2.手术治疗

(1)手术入路

1)枕下乙状窦后入路。

2)颞底经小脑幕入路。

(2)手术操作(以乙状窦后入路为例)。

1)自后向前电凝分离肿瘤与小脑幕岩骨后的附着处,阻断肿瘤的供血。

2)当第Ⅸ、第Ⅹ对脑神经包绕肿瘤时,应仔细分离避免损伤。如肿瘤较大,与附近的神经或动脉粘连紧密,应先做肿瘤内分块切除(超声吸引器),待肿瘤体积缩小后再继续分离,最后将肿瘤壁取出。

3)切除受累的硬脑膜和小脑幕,切除困难时可用双极电凝或激光处理,防止肿瘤复发。

4)有条件在神经导航下切除桥脑小脑角脑膜瘤,可减少对重要神经血管的损伤,提高手术效果。

5)应尽量靠近肿瘤侧电灼和剪断肿瘤供血动脉。在切除肿瘤时注意岩静脉、小脑上动脉、小脑前下动脉、小脑后下动脉、内听动脉、脑干和周围脑神经的辨认和保护。如果肿瘤与脑神经和动脉粘连甚紧,不应勉强切除肿瘤,采用双极电凝或激光烧灼残存的肿瘤组织。

6)术中神经电生理监测有助于面神经、听神经和三叉神经的辨认和保护。

7)术中对脑干、三叉神经或后组脑神经的刺激可引起明显的心率、血压改变，严重时应暂停手术。

3.术后并发症

(1)脑神经功能障碍：如面神经瘫痪、听力丧失、同侧三叉神经分布区的感觉障碍等，个别患者还可出现面部疼痛。后组脑神经功能障碍时，患者咳嗽反射减弱或消失，可引起误吸，必要时行预防性的气管切开。

(2)脑脊液漏：多由于硬脑膜缝合不严密或乳突气房封闭不严引起。可行腰椎穿刺引流脑脊液缓解。必要时行二次手术修补。

(3)小脑挫伤、水肿，甚至血肿：由于术中对小脑牵拉较重所致。严重时可导致患者呼吸骤停。术中若发现小脑组织异常肿胀，应及时探明原因，必要时切除挫伤水肿的小脑组织，清除血肿。术后严密观察病情变化，必要时复查 CT，如证实颅内血肿或严重脑水肿(肿胀)，应及时行二次手术处置。

十一、岩骨斜坡区脑膜瘤

岩骨斜坡区(岩斜区)脑膜瘤是指基底位于三叉神经节压迹以下，内耳门以内和颈静脉结节以上区域的脑膜瘤。临床不少见，约占全部颅内脑膜瘤的 6.47%。以女性居多，男女发病比例约为 1∶4。

(一)诊断

1.临床表现

(1)颅内压增高症状和体征：头痛是本病的常见症状，就诊时多有视神经乳头水肿。

(2)多组脑神经功能障碍。

1)第Ⅴ脑神经损害常见，患者出现面部麻木、颞肌萎缩和角膜反射消失。

2)眼球运动障碍。

3)听力障碍。

4)周围性面瘫。

5)肿瘤向下发展可侵犯后组脑神经，出现咽反射消失、饮水呛咳和吞咽困难。

(3)共济障碍：肿瘤压迫小脑和桥臂所致，表现步态不稳、肢体共济失调等。

(4)肢体运动障碍和椎体束征：多由脑干受压所致。

2.辅助检查

(1)头部 X 线:可见岩斜区骨质增生或吸收,偶见瘤内钙化。

(2)头部 CT 和 MRI:能清晰地显示肿瘤并确定诊断。

(3)脑血管造影:可见基底动脉明显向背侧和对侧弧形移位,管径变细。

(二)治疗

1.手术前评估

(1)需对患者的年龄、一般状况,以及心、肺、肝、肾功能等全身情况进行全麻手术耐受能力的评估。

(2)根据临床和影像学资料等,选择适当的手术入路,评估肿瘤全切除的可能性,并向家属说明术后可能的并发症。

(3)通过 T_2 像信号高低可初步判断肿瘤的软硬。脑干与肿瘤界面消失伴有脑干 T_2 像信号增高,表示两者粘连较紧,肿瘤已破坏脑干表面的软脑膜,且供应脑干的血管参与肿瘤的供血,术中分离困难,预后不好。

(4)由于术前多数患者症状较轻,但手术切除难度大,术后并发症较多,术前应反复向患者及家属交代以上情况,达成共识。

2.手术入路

(1)颞下经小脑幕入路:传统入路,操作较为简单,可通过磨除岩嵴来增加对岩尖区的显露。但对颞叶牵拉较多,Labbe 静脉损伤的可能性大。

(2)枕下乙状窦后入路:传统入路,为神经外科医师所熟悉。缺点是必须通过面神经、听神经和后组脑神经之间的间隙切除肿瘤,路径较长,且对脑干腹侧显露较差。

(3)乙状窦前入路:是切除岩斜区脑膜瘤可选择的入路之一。通过不同程度的岩骨磨除可分为乙状窦前迷路后入路、经迷路入路和经耳蜗入路 3 种。此入路的优点在于对颞叶的牵拉小,Labbe 静脉保护好;到达肿瘤的距离短;对脑干腹侧显露好;可早期处理肿瘤基底,切断肿瘤供血,减少出血等。若患者存在有效听力,术中应尽量避免损伤半规管和内淋巴囊。骨蜡严密封闭岩骨气房,防止脑脊液漏。

3.分离和切除肿瘤

(1)手术于显微镜下先进行瘤内分块切除,得到足够的空间后即开始利用双极电凝处理肿瘤基底。

(2)主要在三叉神经前、后间隙,严格沿肿瘤与脑干之间的蛛网膜界面分离。

(3)分块切除肿瘤,严禁因力求完整切除而增加对脑神经和脑干的牵拉。

(4)术中应仔细辨认和保护基底动脉及其供应脑干的分支。

（5）如果肿瘤与脑干粘连紧密,可残存少量肿瘤组织,不要为全切肿瘤而造成术后严重的并发症。

（6）切开麦氏囊可切除侵入海绵窦的部分肿瘤。

4.手术并发症

（1）脑神经功能障碍:滑车神经、展神经、三叉神经受损的概率较高,其次是面神经、听神经和后组脑神经功能障碍。

（2）肢体运动障碍。

（3）共济障碍。

（4）脑脊液漏:原因是手术中磨除岩骨时,骨蜡封闭不严。为了避免脑脊液漏,手术中还需严密缝合硬脑膜,必要时,用肌肉或脂肪填塞。手术后一旦发生脑脊液漏,可采用腰椎穿刺脑脊液持续引流。

（5）脑挫伤、脑内血肿、Labbe 静脉损伤等:术中应避免颞叶的过度牵拉。

（6）下肢血栓和肺栓塞:多因长期卧床引起,肺梗死可造成猝死。术后应鼓励患者尽早下床活动,否则应给予药物(如注射用低分子肝素钙)和穿弹力袜等预防措施。

十二、枕骨大孔区脑膜瘤

枕骨大孔区脑膜瘤是指发生于枕骨大孔四周的脑膜瘤。此类脑膜瘤较少见,多发生于枕骨大孔前缘,向后可造成对延髓和上颈髓的压迫。女性患病多见。

（一）诊断标准

1.临床表现

（1）病程较长,发展缓慢。

（2）局部症状明显,而颅内压增高症状多不常见(伴有梗阻性脑积水时可出现)。

1)颈部疼痛:最常见的早期临床表现,往往发生于一侧。

2)肢体力弱和(或)麻木,伴锥体束征。单侧或双侧上肢多见,可伴有肌肉萎缩;肢体痛觉或温度觉的减退或丧失等。

3)后组脑神经功能障碍:表现为声音嘶哑、饮水呛咳、吞咽困难、一侧舌肌萎缩、伸舌偏斜等。

4)平衡功能障碍:如步态不稳。

2.辅助检查

（1）头部 MRI:是诊断枕大孔区脑膜瘤的首选和必要检查。根据脑膜瘤的典型影像学特点多可明确诊断。

(2)脑血管造影:显示肿瘤与椎动脉及其分支的关系。

3.手术前评估

(1)需对患者的年龄、一般状况,以及心、肺、肝、肾功能等全身情况进行全麻手术耐受能力的评估。

(2)根据临床和影像学资料等,选择适当的手术入路,评估术中难点和术后可能的并发症,并向家属说明。如因肿瘤与脑神经、椎动脉或延髓粘连紧密而无法完全切除;术后因吞咽困难需鼻饲饮食;呼吸功能障碍需气管切开;肢体活动障碍(甚至四肢瘫)而可能长期卧床等。

MRI 检查可清晰地显示肿瘤的部位和生长方向、延髓受压程度,以及肿瘤与周边组织的关系。通过 T_2 像信号高低可初步判断肿瘤的软硬。延髓与肿瘤界面消失伴有延髓 T_2 像信号增高,表示肿瘤已破坏延髓表面的软脑膜,两者粘连较紧,分离困难,预后不好。

(二)治疗

1.手术入路

(1)枕下正中入路:适合于肿瘤位于延髓背侧和背外侧者。

(2)远(极)外侧入路:目前处置枕大孔区脑膜瘤最常用的入路。可直视延髓腹侧和枕大孔前缘,适合位于延髓腹侧和腹外侧的脑膜瘤。利用该入路可早期处理肿瘤基底,切断肿瘤血供,同时对延髓牵拉小。可选择性磨除枕髁后 1/3(远外侧经髁入路)而进一步增加对延髓腹侧的显露。

(3)经口腔入路:适合延髓腹侧肿瘤。因脑脊液漏发生率高,显露有限,目前已很少使用。

2.分离和切除肿瘤

(1)手术于显微镜下先进行瘤内分块切除,得到充分的空间后利用双极电凝处理肿瘤基底。

(2)肿瘤血供切断后会变软,再严格沿肿瘤与延髓之间的蛛网膜界面将肿瘤向外方牵引分离。

(3)遵循"边处理基底,边分离,边切除"的原则分块切除肿瘤。严禁因力求完整切除而增加对延髓的牵拉和压迫。

(4)在显微镜下仔细分离和保护脑神经和重要血管。

(5)如果肿瘤与延髓或椎动脉等重要结构粘连紧密,可残存少量肿瘤组织,不要为全切肿瘤而损伤这些重要结构,造成术后严重的并发症。

3.术后并发症及处理

(1)呼吸障碍:主要是由于延髓直接或间接(血管痉挛)损伤导致呼吸中枢功能障碍或膈肌运动障碍所致。建议早期行气管切开,保持呼吸道通畅,必要时行呼吸机辅助通气。

(2)后组脑神经损伤:表现为饮水呛咳、吞咽困难、咳嗽反射低下(可导致误吸)等,可给予鼻饲饮食,保持呼吸道通畅。

(3)肢体运动和感觉障碍:延髓损伤或椎动脉痉挛等原因所致。按摩和被动锻炼可防止关节和韧带僵硬萎缩。高压氧治疗对于肢体功能的恢复有一定帮助。因长期卧床,应使用药物(如注射用低分子肝素钙)和穿弹力袜防止下肢血栓形成和肺栓塞。

十三、恶性脑膜瘤

恶性脑膜瘤是指某些脑膜瘤具有恶性肿瘤的特点,表现为肿瘤在原部位反复复发,并可发生颅外转移,占所有脑膜瘤的 0.9%～10.6%。发生转移是恶性脑膜瘤的特征之一。

(一)诊断

1.临床表现

(1)平均发病年龄明显低于良性脑膜瘤。

(2)病程较短,进展较快。

(3)头痛等颅内压增高症状明显。

(4)癫痫。

(5)局部神经功能障碍,如偏瘫等。

(6)好发于大脑凸面和上矢状窦旁。

2.病理学特点

(1)病理评分与分级:世界卫生组织(WHO)根据组织病理学特点,将脑膜瘤分为 4 级,其中第 3 级为恶性脑膜瘤,第 4 级为脑膜肉瘤。

(2)转移:恶性脑膜瘤可发生颅外转移,主要包括肺、骨骼肌肉系统,以及肝和淋巴系统。肿瘤侵犯静脉窦、颅骨、头皮,可能是造成转移的原因。另外,恶性脑膜瘤也可经脑脊液播散种植。

3.影像学检查

头部 CT 和 MRI 检查除脑膜瘤的一般特点外,恶性脑膜瘤多呈分叶状,可伴有明显的瘤周水肿,而无肿瘤钙化。

(二)治疗

1.手术切除

(1)目的是延长生存时间。

(2)复发恶性脑膜瘤,根据患者状况可考虑再次手术切除。

(3)广泛切除受累硬脑膜,并对周围的脑组织使用激光照射,可在一定程度上延缓肿瘤复发时间。

2.放射治疗

通常作为手术后的辅助治疗,包括外放射治疗和同位素肿瘤内放射治疗,在一定程度上可延缓恶性脑膜瘤的复发。

第三节　听神经瘤

听神经瘤起源于听神经的鞘膜,应称听神经鞘瘤,为良性肿瘤,大多发生于一侧。少数为双侧者,多为神经纤维瘤病的一个局部表现。绝大多数听神经鞘瘤发生于听神经的前庭支,起于耳蜗神经支者极少。该肿瘤多先在内听道区发生,然后向小脑脑桥角发展。肿瘤包裹膜完整,表面光滑,也可呈结节状。肿瘤主体多在小脑脑桥角内,表面覆盖一层增厚的蛛网膜。显微镜下主要有两种细胞成分:Antoni A 和 Antoni B 型细胞,可以一种细胞类型为主或混合存在,细胞间质主要为纤细的网状纤维。随肿瘤向小脑桥脑角方向生长及瘤体增大,与之邻近的脑神经、脑干和小脑等结构可相继受到不同程度的影响。往往向前上方挤压面神经和三叉神经;向下可达颈静脉孔而累及舌咽神经、迷走神经和副神经;向内后发展则推挤压迫脑干、桥臂和小脑半球。

一、诊断

1.临床表现

(1)病史:听神经瘤的病程较长,自发病到住院治疗时间平均为数月至十余年不等。

(2)症状:首发症状几乎均为听神经本身的症状,包括头昏、眩晕、单侧耳鸣和耳聋。耳鸣为高音调,似蝉鸣样,往往呈持续性,多同时伴发听力减退。

1)耳蜗及前庭神经症状:头昏、眩晕、耳鸣和耳聋。

2)头痛:枕和额部疼痛。

3)小脑性共济运动失调、动作不协调。

4)邻近脑神经损伤症状:患侧面部疼痛、面肌抽搐、面部感觉减退、周围性面瘫。

5)颅内压增高:双侧视盘水肿、头痛加剧、呕吐和复视等。

6)后组脑神经和小脑损伤症状:吞咽困难、进食发呛、眼球震颤、小脑语言、小脑危象和呼吸困难。

2.辅助检查

(1)听力试验。

1)电测听检查是比较准确的听力检查方法。蓝色为气导曲线,红色为骨导曲线。正常值为 20dB。听神经鞘瘤为高频听力丧失。

2)脑干听觉诱发电位(BAEP)检查是目前最客观的检查方法。听神经鞘瘤通常为Ⅰ～Ⅲ和Ⅰ～Ⅴ波峰潜伏期延长,或除Ⅰ波外余波消失。

(2)神经影像学检查。

1)头部 X 线片:可拍摄侧位片、汤氏位片或司氏位片。以了解内听道口及岩骨破坏情况,特别是内听道口扩大最具诊断意义。

2)头部 CT 检查:要求有 CT 增强像,以避免遗漏小的肿瘤,并有岩骨的骨窗像,从中可了解内听道口、岩骨的破坏情况、肿瘤性状。

3)头部 MRI 检查:可以清楚地显示肿瘤的性状(大小、边界、血运、侵及范围、瘤周水肿),与周围组织的关系,特别是了解与脑干和血管的关系,有无继发幕上脑积水。

3.鉴别诊断

应与表皮样囊肿、脑膜瘤、三叉神经鞘瘤或其他脑神经鞘瘤、第四脑室肿瘤、小脑或脑干外侧肿瘤、转移瘤或其他恶性肿瘤、蛛网膜囊肿等相鉴别。

二、治疗

1.常用的治疗方法

(1)临床观察:密切观察症状、听力(听力测定),定期影像学检查了解肿瘤生长情况(每 6 个月 1 次 CT 或 MRI 检查,持续 2 年,如果稳定改为每年 1 次)。如症状加重或肿瘤生长每年大于 2mm,在一般情况良好时建议采取手术治疗,如患者一般情况差可行立体定向放射治疗。

(2)放射治疗(单独或作为外科手术的辅助性治疗)包括外放射治疗和立体定向放射治疗。

(3)外科手术治疗。

2.选择治疗方法

(1)应考虑以下因素选择不同的治疗方法。

1)患者的一般情况,如年龄、主要器官功能状态,以及是否合并其他系统疾病等。

2)肿瘤大小和部位。

3)肿瘤发展速度。

4)是否存在有用听力,是否能保留有用听力。

5)第Ⅶ、第Ⅴ脑神经功能的保留。

6)是否为神经纤维瘤病。

7)各种干预性治疗方法的效果(包括远期不良反应)。

8)患者的要求和意见。

(2)一般选择原则。

1)随访观察仅限于无占位效应症状的老年患者。

2)小型肿瘤(直径≤3cm)建议手术治疗。不能耐受手术者可观察或做γ刀治疗。

3)大型肿瘤(直径>3cm)建议手术治疗。如果患者不能耐受手术或术后复发建议放射治疗。

4)选择放射治疗方式时,如果肿瘤直径≤3cm,适合立体定向放射治疗。

3.手术入路及适应证

(1)枕下乙状窦后入路,适于Ⅰ～Ⅳ型肿瘤切除。乳突后直切口适于Ⅱ型及部分Ⅲ型肿瘤的切除。

(2)经岩骨入路是以岩骨为中心,颅中窝、颅后窝的联合入路,适于向斜坡发展的肿瘤切除。

(3)经迷路入路适用于位于内所道的小肿瘤。

听神经鞘瘤显微手术全切的标准应该是肿瘤的全切除+面听神经的解剖保留,小肿瘤还应争取听神经功能的保留。

4.术后处理

(1)给予脱水、激素治疗,注意有出现消化道出血的可能。

(2)患者术后神志未清醒,应行头部CT检查。

（3）术后面瘫、眼睑闭合不全者,应用眼罩将眼封闭,每日涂抗生素眼膏。如发现结膜炎,可缝合眼睑。

（4）术后 3d 内应严格禁食,3d 后可试进流食。患者术后的第一次进食,应该由医生实施,从健侧口角试喂水,严密观察有无后组脑神经损伤的表现。因吞咽呛咳不能进食,术后 3d 起给予鼻饲,加强营养。

（5）随诊与复查听神经鞘瘤术后主要是观察面神经、听神经的功能,特别是对于术前有残存听力的患者,术后听力情况更为重要,了解有无纯音听力或语言听力。

（6）对未能全切除的肿瘤者,可行 γ 刀或 X 刀治疗。

（7）面瘫严重者,可于术后 1 年内行面神经功能重建手术,如面－舌下神经吻合术。

第四节　其他肿瘤

一、原发性中枢神经系统淋巴瘤

（一）概述

原发性中枢神经系统淋巴瘤(PCNSL)是指局限于中枢神经系统的淋巴瘤(包括眼部的视神经、视网膜、脉络膜、硬脑膜、软脑膜、脊髓、脑神经和脊髓神经根等部位)。本病占原发性颅内肿瘤的 1％～5％,本病发病率有逐步增高的趋势。先天性、后天获得性(如 AIDS)或医源性(如器官移植)免疫系统缺陷患者是原发性中枢神经系统淋巴瘤的好发人群。原发性中枢神经系统淋巴瘤占先天性免疫抑制患者肿瘤的 4％,占艾滋病患者的 3％。

（二）病理

大体标本:肿瘤质地软,呈实体肿块或片状生长,以细胞位于血管周围、浸润瘤旁脑组织以及边界不清为特征。很少看到肿瘤出血、囊变及坏死。

显微镜下:特征性地以血管为中心生长,肿瘤细胞浸润小动脉、微动脉和小静脉。病理特点有:新生肿瘤细胞的淋巴样表现、血管周围的淋巴渗透、新生细胞位于血管壁内及网硬蛋白的出现。血管壁内新生的肿瘤细胞具有独特的叠片结构,在其他颅内恶性肿瘤中不具备此现象。有 90％的 PCNSL 为弥散性 B 细胞性淋巴瘤。约一半为多中心病灶,可同时出现在脑的不同部位。

（三）诊断依据

1.临床表现

近10年原发性中枢神经系统淋巴瘤的发病率增加3倍多。本病任何年龄均可发病,60岁以上老年人常见,免疫系统正常者发病高峰为50～60岁,免疫系统缺陷者好发年龄为30岁左右。好发部位为额顶叶深部、基底节、脑室周围和胼胝体,另外软脑膜、眼球及脊髓也是常见的PCNSL累及部位。患者主要表现为头痛、癫痫、局灶运动功能障碍、偏瘫等。出现脑膜刺激症状和视力改变往往提示软脑膜受侵犯。

2.辅助检查

(1)CT:表现为局灶性或弥漫性的等密度到高密度肿物,可以单发或多发;瘤周轻度水肿。增强CT扫描可出现较均一的病灶增强。

(2)MRI:T_1加权像多呈等信号或略低信号,肿瘤可侵犯胼胝体并穿过中线进入对侧半球。T_2加权像呈等信号或略高信号。瘤周轻度水肿及中度占位效应。弥漫浸润性淋巴瘤可累及深部灰质核团和白质通道,T_2加权像上可显示脑桥、小脑、大脑白质、基底节广泛高信号,边界不清。此淋巴瘤表现与大脑胶质瘤难以区别,有时需要活检才能证实。增强后,病灶明显强化,在强化图像上出现特征性"握拳征""缺口征""尖角征",这在其他脑肿瘤中很少出现。肿瘤一般无坏死、出血、钙化和囊性变,这也是与其他颅内肿瘤的鉴别点之一。

（四）诊断与鉴别诊断

影像学检查能够提示PCNSL,但可靠的诊断依据组织病理学检查。要与脑膜瘤、多形性胶质母细胞瘤、室管膜瘤、髓母细胞瘤、转移瘤和局灶性感染疾病如弓形虫以及进行性多病灶脑白质病相鉴别。

（五）治疗

1.手术治疗

如仅采用支持治疗,患者生存期限为1.8～3.3个月。手术治疗能稍微改善预后,多达不到根治目的。手术对于PCNSL的主要价值在于诊断,可进行立体定向活检,如病灶占位效应明显出现脑疝时可以行减压手术。单纯切除肿瘤的患者中位生存期仅4.6个月。

2.放疗

原发性中枢神经系统淋巴瘤对放疗敏感,因此放疗是主要治疗手段。目前多推荐全脑放射,对于脑脊液播散者还需要行全脊髓放射,全脑放射剂量多在40～50Gy;也可在放疗前进行化疗。放疗患者生存期限11.5～42个月,中位生存时间

17 个月。

3.化疗

化疗是 PCNSL 的主要治疗措施。大样本的临床资料表明,化疗能够显著提高 PCNSL 的中位生存期至 40 个月。甲氨蝶呤(MTX)是目前公认 PCNSL 的治疗首选用药。大剂量 MTX($2\sim8Gy/m^2$)静脉滴注后,以甲酰四氢叶酸进行解救,可明显拮抗 MTX 对骨髓和黏膜的毒性作用,而很少影响 MTX 对 PCNSL 的疗效。亦可以 MTX 联合其他化疗药物进行治疗(长春新碱、丙卡巴肼、美罗华)。对于复发者,可以再次进行大剂量 MTX 治疗,亦可以使用替莫唑胺,或美罗华+替莫唑胺,或拓扑替康,或大剂量阿糖胞苷。另外可以进行大剂量化疗后自体骨髓移植。

4.类固醇激素应用

由于淋巴瘤存在糖皮质醇激素受体,因此 PCNSL 对类固醇激素敏感。应用皮质醇激素后数天肿瘤溶解和缩小,但肿瘤体积缩小是暂时的,几个月后或停药后病灶很快复发。类固醇激素可在活检前停药,在获取组织病理后尽快应用,以减少神经系统症状。

(六)预后

WHO 中枢神经系统肿瘤分类中将原发性中枢神经系统恶性淋巴瘤归为Ⅲ或Ⅳ级。对预后有利的因素:年龄≤60 岁和一般状态良好(ECOG 评分 PSO-1)。全身化疗、鞘内化疗加全脑放疗的综合治疗方案是目前最常采用的模式,有效率达80%~90%,中位生存期达 30~40 个月,约 1/4 患者可以治愈。PCNSL 复发率40%~60%,复发患者治疗较为棘手。

二、颅咽管瘤

(一)概述

颅咽管瘤为发生于原始口腔外胚层形成的颅咽管(或称 Rathke 囊)或内胚层 Seessel 囊残余上皮细胞的肿瘤,属先天性肿瘤。本病可在任何年龄发病,但 70%发生于 15 岁以下的儿童和少年,儿童中的发病高峰在 5~10 岁,成人发病高峰在50~60 岁。颅咽管瘤占颅内肿瘤的 5%~6%,占儿童颅内肿瘤的5%~10%。

(二)病理

大体标本:肿瘤表明光滑或呈轻度凹凸结节状,肿瘤多为囊性或多囊性,完全实质者少,囊液呈黄色或黄褐色、咖啡色黏稠液体,内容物复杂,包括胆固醇结晶、普通蛋白、角蛋白和钙化沉着。囊壁多有钙化斑点。

镜下检查:分为牙釉质型和鳞状上皮型。

(三)诊断依据

1.临床表现

可出现不同程度的 3 组症状。

(1)内分泌功能障碍:为肿瘤累及垂体和下丘脑所致,包括生长发育障碍,性功能障碍,脂肪、水、电解质代谢障碍,精神障碍,尿崩和垂体功能低下症状和体征。

(2)肿瘤压迫症状:出现头痛、视力及视野障碍,肿瘤向鞍旁生长引起海绵窦综合征,向颅前窝生长产生精神症状、记忆力减退、嗅觉障碍,向颅中窝生长产生颞叶癫痫,向蝶窦、筛窦生长引起鼻出血、脑脊液鼻漏,向脑干方向生长产生锥体束征等。

(3)颅内压增高症状:肿瘤增大长入第三脑室引起室间孔阻塞,或肿瘤压迫中脑导水管出现脑脊液循环障碍,颅内压升高。

2.辅助检查

(1)X 线平片:多数出现鞍内或鞍上异常钙化以及部分患者出现颅内压增高征象,蝶鞍扩大。

(2)CT:平扫示鞍内或鞍上低密度囊性或囊实性肿块,病变边界清楚,呈圆形或卵圆形,或分叶状。囊壁钙化呈弧线状,实质钙化则呈点片状。鞍上池部分或完全封闭,可有梗阻性脑积水征象。增强后如为囊性颅咽管瘤,其囊壁呈薄的环形强化,而中心低密度囊液无强化。少数颅咽管瘤不强化或呈均一强化。

(3)MRI:T_1 加权像示肿瘤囊内容物多呈高信号,肿瘤的实质部呈等、低信号。T_2 加权像示囊性成分为高信号,钙化在 T_2 加权像上几乎都为低信号或极低信号。增强后肿瘤的实质部分和囊壁可以强化,但有相当一部分颅咽管瘤不增强。

(4)内分泌检查:术前测垂体功能,如果出现皮质醇或甲状腺功能低下,应补充激素。

(四)鉴别诊断

与垂体腺瘤、鞍结节脑膜瘤、视神经及第三脑室前部胶质瘤、生殖细胞瘤、脊索瘤、鞍区表皮样囊肿、上皮样囊肿及颈内动脉虹吸段动脉瘤等相鉴别。

(五)治疗

1.手术治疗

患者一般情况良好,首选治疗为肿瘤全切除。如肿瘤与颈内动脉、视神经等周围组织密切粘连以及肿瘤较大浸润下丘脑时,即使勉强切除,其效果不一定满意。手术入路有多种,如经额下入路,经翼点入路,终板入路,经胼胝体或经皮质侧脑室入路,经蝶窦入路,联合入路等。肿瘤同时侵犯鞍内和鞍上者为经蝶窦手术切除的适应证。

如患者下丘脑症状严重,已有意识障碍,卧床不起,不能耐受开颅手术,可行囊腔穿刺或用立体定向技术抽吸囊液,减低肿瘤对周围结构压迫,可同时注入同位素进行内照射治疗。

2.放疗

可分为普通放疗后或立体定向穿刺抽吸囊液后注入放射性核素的内放疗。颅咽管瘤对放疗有一定敏感性,许多学者认为放疗既能增加术后生存率,又能降低肿瘤复发。一般放疗剂量为50～60Gy。

3.化疗

一般不应用全身化疗药物,但可经过Ommaya囊向瘤腔内注入化疗药物(如博来霉素)。

4.激素替代疗法

应用于垂体功能低下的患者,一般补充泼尼松和甲状腺激素,根据低下情况来决定剂量。

(六)预后

单纯手术5年生存率为64.9%,加用放疗者5年生存率在82.5%,术后加放疗肿瘤复发率为0～30%,单纯手术者复发为75%～78%。

三、下丘脑错构瘤

(一)定义

下丘脑错构瘤是少见的先天性肿瘤,是先天性残余组织或正常组织生长在异常部位。

(二)病理

大体标本:位于灰结节附近,为有蒂或无蒂,与垂体柄相连的白色、边界清楚肿物。

镜下检查:由分化良好的类似下丘脑成分的神经元、细胞和有髓神经纤维等成分构成。

(三)诊断依据

1.临床表现

(1)小儿真性性早熟。

(2)痴笑性癫痫。

(3)少数可有尿崩症及精神障碍。

2.辅助检查

MRI 示鞍上、垂体柄后、乳头体区边界清楚占位，T_1、T_2 加权像均为等信号，增强后未见增强。根据 MRI 可将下丘脑错构瘤分为：①下丘脑周围型；②下丘脑脑内型。

如患者有性早熟或(和)痴笑性癫痫发作，同时 MRI 显示灰结节、垂体柄后或鞍上等部位有等信号占位，不增强，要考虑下丘脑错构瘤诊断。

(四)鉴别诊断

需与颅咽管瘤、鞍上胶质瘤或生殖细胞瘤鉴别。

(五)治疗

1.手术治疗

对合并痴笑性癫痫和性早熟的患者，可采用手术治疗，术中行全切或大部切除。单纯性早熟起病的小儿患者，以药物治疗为主。

2.放射治疗

已有利用 γ 刀进行放射外科治疗成功的个案报道。病变中心给予 36Gy，周边部给予 18Gy。

3.药物治疗

主要是利用药物控制性早熟症状。

(1)甲羟孕酮及氯地孕酮：两药可在下丘脑水平抑制促性腺激素分泌，可减少雄激素分泌，并能拮抗其在末梢细胞的作用。但上述两药在应用过程中发现其能影响患儿骨骼的成熟发育。

(2)GnRH 拮抗剂：可使 GnRH 处在较低水平，随之过度分泌的促性腺激素及性激素如 LH、FSH、E_2、T 等得到抑制。

四、脊索瘤

(一)概述

脊索瘤是来源于胚胎脊索结构的残余组织，是一种少见的破坏性肿瘤。脊索在胚胎 3 个月开始退化成椎间盘的髓核，沿神经轴的任何部位脊索组织残余，都可能发生脊索瘤。位于颅内者多见于蝶骨和枕骨交界处如斜坡、鞍区等，位于脊柱者，多见于骶尾部。脊索瘤多数为良性，少数为恶性，有浸润性生长的特点。

(二)诊断依据

1.临床表现

病程较长,平均在 3 年以上。

发病高峰在 30～40 岁,男性比女性多见,男:女发病比率为 3:2。

早期症状主要是头痛,颅内压增高症状较少见。

脊索瘤的临床表现随肿瘤侵袭和发展的方向不同而表现各异。

鞍区的脊索瘤主要表现为:视力下降,视野缺损,原发性视神经萎缩,垂体功能低下,下丘脑受累表现如肥胖、多饮多尿、嗜睡。

鞍旁脊索瘤主要表现为:同侧第Ⅲ至第Ⅺ对脑神经损害症状,其中以动眼神经、展神经、视神经损害症状多见,少数有锥体束征,突入眶内者可有眼球突出、失明和眼肌麻痹。

斜坡脊索瘤可导致脑干、小脑受压,出现锥体束征和第Ⅵ、第Ⅶ对脑神经障碍。

向桥小脑角发展的脊索瘤可导致第Ⅶ、第Ⅷ对脑神经障碍,后组脑神经症状和小脑症状。

位于鼻咽侧壁的脊索瘤可导致鼻塞、鼻痛、鼻腔血性或脓性分泌物,鼻部包块,吞咽困难等症状。

脊柱脊索瘤:不同节段脊柱的相应局部症状及所累及的脊髓和神经根症状。

2.辅助检查

(1)头颅 X 线片:肿瘤所在部位的骨质破坏、肿瘤钙化灶和软组织影。

(2)头颅 CT:低密度区和结节状钙化,肿瘤边缘强化。

(3)头颅 MRI:信号高低不一致,一般在 T_1 加权像上为低信号,T_2 加权像上为高信号,瘤体内可有钙化和囊性变。

(4)脑血管造影:位于鞍区的肿瘤见颈内动脉虹吸部向外侧移位,A1 段向上抬高。鞍旁的肿瘤见颈内动脉海绵窦段上移,M1 段上抬。斜坡的肿瘤见基底动脉向后或向侧方移位。静脉期可见肿瘤染色。

(三)鉴别诊断

本病需与鼻咽癌、侵袭性垂体腺瘤、颅咽管瘤、脑膜瘤等鉴别。

(四)治疗

1.手术治疗

根据肿瘤所在的具体部位,采用不同的入路,但由于肿瘤深在,全切除难度大。

(1)鞍区型:采用额颞入路、经口鼻蝶窦入路、经下鼻中隔入路等。

(2)颅中窝型:采用经颞下硬膜外入路。

（3）斜坡型：采用经口咽部入路。

2.放射治疗

采用普通放疗，X刀或γ刀等，因肿瘤主要位于颅底，放疗时应注意保护脑干。

3.预后

经手术全切除者可长期不复发，但按照目前的治疗方法，手术全切除比例较低，易复发，肿瘤因颅底广泛侵犯而预后较差。

五、三叉神经鞘瘤

（一）概述

三叉神经鞘瘤起源于三叉神经的半月神经节或神经根，病理改变是由神经鞘膜或束膜的梭形细胞组成，为良性肿瘤，有包膜，可有囊性变，生长缓慢。根据肿瘤的生长方向和所在部位分为中颅窝型、后颅窝型和混合型。

（二）诊断依据

1.临床表现

（1）首发症状常常为三叉神经受累症状，包括相应分布区的持续性烧灼痛或刺痛，痛觉和触觉减退，角膜反射减退或消失，咀嚼肌无力及萎缩。

（2）肿瘤起源于半月神经节，位于中颅窝硬膜外，侵犯海绵窦可出现展神经、动眼神经和滑车神经受累症状如复视、眼球运动障碍、对光反射减弱或消失，颞叶受压者可出现颞叶癫痫。眶内受累可出现突眼，视力减退和视神经萎缩。

（3）肿瘤起源于三叉神经根，向后生长，位于后颅窝，可导致第Ⅶ、第Ⅷ、第Ⅸ、第Ⅹ、第Ⅺ对脑神经症状如听力下降，耳鸣，面肌痉挛或面瘫，吞咽困难，声音嘶哑，呛咳，咽反射消失，软腭麻痹，胸锁乳突肌及斜方肌无力，小脑性共济失调，脑干受累者可出现交叉性偏瘫及长束体征。

（4）混合型：结合了中后颅窝两型的临床特点，肿瘤多为哑铃形生长。

（5）上述各型都可有颅内压增高的症状如剧烈头痛、恶心、呕吐、视神经乳头水肿等表现。晚期肿瘤压迫第三脑室和中脑水管可导致梗阻性脑积水。

2.辅助检查

（1）脑脊液检查：蛋白质含量增高，细胞数正常，有蛋白与细胞分离现象。

（2）头颅X线片：颅中窝型可见卵圆孔区有边界清楚的骨质缺损区，眶上裂和视神经孔也可有骨质稀疏或破坏。较大的肿瘤可有鞍底和鞍背的骨质破坏。颅后窝型可见岩骨尖骨质吸收，但内听道正常。

（3）脑血管造影：颅中窝型可见颈内动脉海绵窦段移位,虹吸部张开;大脑中动脉水平段向上抬高。颅后窝型椎动脉造影见小脑上动脉近侧段向内上移位,基底动脉远段向对侧移位。

（4）头颅 CT:可见颅中窝或颅后窝的卵圆形或哑铃形肿块,等密度或低密度,周边脑水肿不明显,增强扫描可均匀强化,囊性变者可环形强化。

（5）MRI:显示为实质性肿瘤,呈等信号或低信号,均匀强化。

（三）鉴别诊断

三叉神经鞘瘤需与原发性三叉神经痛、颈内动脉海绵窦段的动脉瘤、听神经鞘瘤、鼻咽癌等鉴别。

（四）治疗

1.手术治疗

应争取全切除,对巨大肿瘤或包膜与周围血管、神经粘连者,只能大部切除。手术入路应根据肿瘤所在位置及生长方向而定。

2.放疗

包括 γ 刀及 X 刀等治疗。

六、生殖细胞肿瘤

（一）概述

生殖细胞肿瘤是来源于原始胚胎生殖细胞的肿瘤,分为:①生殖细胞瘤,占全部生殖细胞肿瘤的 2/3;②非生殖细胞瘤,包括畸胎瘤、绒毛膜细胞癌和内胚窦瘤。颅内的生殖细胞肿瘤好发于身体的中线部位,如松果体区、鞍上、下丘脑下部、脚间池、桥小脑角、小脑蚓部、丘脑和大脑半球,它与起源于松果体实质细胞的松果体细胞瘤和松果体母细胞瘤是完全不同的两类肿瘤,后两者起源于神经外胚叶髓上皮。

（二）诊断依据

1.临床表现

（1）松果体区的生殖细胞肿瘤临床表现如下。

1）神经系统症状:包括上视不能,动眼神经麻痹,阿一罗瞳孔,小脑症状如动作不协调、动作不稳、共济失调、肌张力下降,嗜睡,偏瘫和锥体外系症状,听觉障碍,神经根刺激性疼痛,记忆力下降,癫痫,耳鸣,耳聋。

2）内分泌系统症状:性早熟,垂体功能不足如发育迟缓、乏力、性征发育不良,尿崩症。

3)颅内压增高的表现:头痛、恶心、呕吐、视物模糊、视神经乳头水肿。

4)婴幼儿患者因脑积水头围常常增大。

(2)鞍区生殖细胞肿瘤的临床表现如下。

1)视交叉损害症状:视野偏盲、视神经萎缩、视神经乳头水肿。

2)中脑受损症状:嗜睡、动眼神经麻痹、眼球活动受限或不能、瞳孔扩大和上眼睑下垂等、锥体束征。

3)下丘脑受损症状:尿崩症、多饮多尿、肥胖、低血压。

4)垂体功能障碍:第二性征发育不全、消瘦、乏力、毛发稀疏;男性患者性欲减退;女性患者月经紊乱或闭经。

2.影像学检查

(1)颅骨 X 线平片:松果体区钙化,颅内压增高者颅骨内板指压迹、后床突及鞍背骨质吸收。

(2)颅脑 CT:了解肿物的 CT 值,有无钙化、肿瘤密度等,有无合并脑积水。

(3)脑血管造影:重点了解有无脑积水的征象和颅内静脉如大脑内静脉、Galen 静脉移位。

(4)MRI:了解松果体区及鞍上有无占位病变、囊性还是实性、有无占位效应及脑积水;因生殖细胞肿瘤有沿脑脊液播散的特点,对合并脊髓受压症状的患者应作全脊髓 MRI;对 MRI 平扫未见异常或肿瘤边界显示不清者,应增强扫描。

(5)腰椎穿刺:脑脊液检查蛋白含量及细胞数均有少量增加,脑脊液查甲胎蛋白(AFP)和绒毛膜促性腺激素($\beta-$HCG);脑脊液中找瘤细胞。

3.肿瘤标记物检查

血清甲胎蛋白(AFP)、GCT、GGT、$\beta-$HCG、癌胚抗原(CEA)、黄体生成素(LH)、褪黑素及其合成酶(HIOMF)、5$-$羟色胺(5$-$HT),生殖细胞肿瘤患者上述标记物水平常常升高。

(三)鉴别诊断

松果体区生殖细胞肿瘤应与该区的松果体细胞瘤、上皮样及皮样囊肿、血管畸形、胶质瘤、脂肪瘤等鉴别。鞍区生殖细胞肿瘤应与第三脑室内肿瘤、黏液囊肿、颅咽管瘤、巨大垂体腺瘤、鞍区脑膜瘤、脊索瘤及骨软骨瘤等鉴别。

(四)治疗

1.一般原则

(1)颅内原发的生殖细胞肿瘤除畸胎瘤以外,均为恶性肿瘤,手术不能根治,需辅助放疗或化疗。

（2）单纯的胚胎生殖瘤以放疗为主，手术主要为取活检明确诊断。

（3）因肿瘤巨大影响脑脊液循环引起脑积水或颅内压升高的患者，先行脑室外引流或脑室腹腔引流，再进行放疗。

（4）生殖细胞肿瘤复发和转移的机会较多，应在放疗后辅助化疗。放疗应包括全脑及脊髓放疗。

（5）该病以综合治疗为主，但选择治疗方案前应明确肿瘤的组织类型。

（6）生殖细胞肿瘤对放疗比较敏感。根据肿瘤大小及患者一般情况，放疗可采用 ^{60} 钴、直线加速器、X 刀、γ 刀等，成人脑部放疗总量一般为 45～50Gy，全脊髓放疗剂量 20～30Gy，1 岁以下儿童剂量为成人的 50%，5 岁时用 75%，8 岁以后可与成人剂量相同。对怀疑生殖细胞肿瘤的患者，也可以采用试验性放疗，剂量一般为 5Gy，如果肿瘤在放疗数次后有所缩小，则可以继续放疗而不必手术。对 MRI 上怀疑畸胎瘤或上皮样囊肿的患者应避免试验性放疗。为避免出现放射性损伤，小于 3 岁的儿童应首选化疗，待其长大后能耐受放疗时再行放疗，对必须放疗的幼儿，剂量应如上所述，酌情减量。

（7）化疗药物选择：对生殖细胞肿瘤有效的化疗药物包括顺氯铵铂、长春新碱、博来霉素、甲氨蝶呤、平阳霉素等，主张联合用药，治疗过程中应行血药浓度监测、复查颅脑 MRI，同时定期复查血常规和肝肾功能等。

（8）脑室腹腔分流术或脑室外引流术后放射治疗。因肿瘤所在部位深在，手术全切除的难度较大，且多数生殖细胞肿瘤对放疗敏感，可在脑脊液引流的情况下行放疗。

（9）先手术得到组织学标本后再放疗。手术可采取直视下手术或立体定向活检。直接手术探查：通过术前 MRI 选择手术入路，基本原则为选择距肿瘤最近的入路。手术能充分暴露肿瘤且对周围结构的影响减低到最小。

主要入路如下。

（1）经脑室入路：包括经侧脑室入路、经胼胝体穹窿间入路、顶枕部经侧脑室三角区入路、颞顶枕经侧脑室三角区入路。

（2）不经脑室的入路：包括枕部经小脑幕上入路和幕下小脑上入路。

七、颅内转移瘤

（一）概述

颅内转移瘤是指中枢神经系统以外的肿瘤转移至颅内者，以肺癌最多，胃肠道癌和乳腺癌其次,在儿童患者则以肉瘤和生殖细胞瘤多见。

据神经外科资料,多数学者报道脑转移瘤占颅内肿瘤的10%左右,随着人类寿命延长、诊断设备进步以及原发瘤治疗有效,颅内转移瘤的发病率有增高趋势。在多种恶性肿瘤中,肺癌、乳腺癌及黑色素瘤易早期发生转移,而泌尿系统肿瘤则相反。有认为恶性肿瘤患者中20%~40%将发生脑转移,其中70%~75%为多发脑转移瘤,因此脑转移瘤的真实发生率远高于原发性脑肿瘤。

(二)肿瘤转移的途径及部位

肿瘤转移的途径有三:①经肺—血液循环—脑;②直接侵袭;③经淋巴系统转移。脑转移瘤好发于脑实质内灰白质交界区。典型的大脑半球转移瘤多位于"分水岭"区域,提示微癌栓子位于表浅动脉的终末毛细血管内。肿瘤多位于幕上大脑中动脉供应区。额叶最多,顶叶次之,枕叶、颞叶再次之。小脑、脑干较少。

(三)病理

按照转移瘤的病理特点分为结节型和弥漫型。

1.结节型

大体病理见瘤结节呈球状,边界清楚,肿瘤大小不一,是肿瘤多次侵入颅内所致,肿瘤起初位于皮质下,然后侵入白质,向外累及脑膜,肿瘤质地不等,较脆,血运多不丰富,但肿瘤周围水肿明显,并由此显示出边界较清楚。显微镜下见瘤组织界限不清,瘤细胞巢常沿血管外膜和脑组织向四周浸润。

2.弥散型

较少见,多表现为肿瘤累及蛛网膜、软脑膜、硬脑膜,脑膜普遍增厚变为灰白色,脑表面散在斑点状病灶。显微镜下显示瘤细胞浸润脑膜。

(四)诊断

1.临床表现

(1)多数为中年以上患者,有其他部位肿瘤及手术病史并经病理证实为肿瘤,有时可无原发肿瘤的征象。

(2)一般呈亚急性起病,病程短,常有头痛、恶心、呕吐等颅内压增高的症状,此为脑转移瘤的最常见临床表现。

(3)精神障碍如淡漠、各种幻觉、性格改变、智力下降、记忆力下降等。

(4)与肿瘤部位相应的局灶症状如偏瘫、失语、癫痫、感觉障碍。

(5)小脑及脑干症状等。

2.辅助检查

(1)血清学检查:血尿常规、肝肾功能、红细胞沉降率、AFP、β-HCG、PSA、EPA、

CA 系列等。

（2）胸片,对怀疑胸部阴影者做胸部 CT。

（3）B 超:包括甲状腺、肝、胆、胰、脾、双肾、膀胱;女性患者查子宫、附件;男性患者查前列腺。

（4）胃肠道方面:有胃肠道症状者行全消化道钡餐或胃镜等检查,对可疑病灶可做活检和病理检查。

（5）影像学表现。

1）头颅 X 线平片:主要了解有无颅内高压的表现,有无钙化、骨质增生或破坏。

2）颅脑 CT:包括平扫和增强,主要了解肿瘤的部位、数量、范围,脑水肿及中线移位情况,邻近结构受压情况。

3）颅脑 MRI:能更全面地了解肿瘤的部位、数量、范围,脑水肿及中线移位情况,邻近结构受压情况,特别是对颅后窝转移癌的显示比 CT 更清晰。对囊性病变和出血性病变显示较好。

4）全身同位素骨扫描:主要了解有无全身其他部位的骨转移,对指导下一步治疗有帮助。

5）PET:主要了解有无全身其他部位的转移,肿瘤多表现为核素浓聚区。

（五）诊断要点

既往有原发肿瘤病史的患者,如出现头痛、恶心、呕吐和局限性定位体征,应首先考虑脑转移瘤。对无肿瘤病史且年龄大于 40 岁以上患者,出现颅内压增高和神经系统定位体征,并在短期内病情进展较快,呈进行性加重,CT 和 MRI 等影像学检查出现典型表现(皮髓交界区类圆形占位、增强后明显强化、周围脑水肿明显,特别是多发占位病变者)支持脑转移瘤诊断。分化高的脑转移瘤可显示出原发瘤的特点;而分化低的脑转移瘤如果原发灶不明,其细胞形态又与恶性胶质瘤相似,若出现腺样或乳突样结构,可能误诊为室管膜瘤。

（六）治疗

1.药物治疗

主要包括激素、脱水治疗及抗癫痫治疗,目的是缓解因肿瘤引起的颅内高压症状,为下一步治疗争取时间。

2.手术治疗

研究证明手术在一定程度上能够延长脑转移瘤患者的生存时间及生存质量,但要严格掌握手术指证。患者年龄、KPS 评分、原发瘤控制情况、转移瘤数目、手术可切除性均影响手术效果。

(1)单发颅内转移瘤:原发病灶已切除,患者一般情况较好,未发现全身多处转移者,应尽早手术。

(2)多发颅内转移瘤:原发病灶已明确,如果一般情况较差,特别是合并其他脏器如肝肾功能障碍、凝血机制障碍等,因手术不可能全切除,原则上不再手术。但对于颅内高压症状明显,其他脏器功能已经改善,为延长患者生命,也可以切除最大的或位于非功能区的病灶,手术以减压为主,待颅内高压症状缓解后再根据患者一般状态辅助化疗或放疗。

(3)先发现颅内转移瘤而未发现原发病灶,可先切除颅内病灶,根据病理所示的组织类型选择化疗药物和放疗方案,同时积极寻找原发病灶。

(4)颅内转移瘤和原发病灶先后发现,一般先切除原发病灶,后切除转移瘤。但对于颅内高压症状明显,影响患者生命的情况,也可先切除颅内病灶,后切除原发病灶。对原发病灶已广泛转移而不能手术者,也可单纯切除颅内病灶以缓解病情,延长生命,根据患者一般状态辅助化疗或放疗。

(5)手术应准确定位,根据发病部位选择具体入路,切除病灶,术后可以采取各种方法降低颅内压,如激素、脱水药物、利尿药,定期复查肝肾功能和加用胃黏膜保护剂,其他治疗同开颅术后常规用药。

3.放射治疗

γ刀、X刀治疗或普通放疗均可选择,可首选也可作为手术后的辅助治疗。

(1)全脑放疗(WBRT):对于不能手术的多发脑转移瘤患者,WBRT能够使患者中位生存期延长。其中放疗敏感性是影响放疗效果的最主要因素。一般而言,淋巴瘤、睾丸癌及乳腺癌对放疗敏感,而黑色素瘤、肾癌和结肠癌则不敏感。放疗处方一般为总剂量30Gy,10次分割。

(2)术后辅助性全脑放疗(WBRT after surgical resection):目前多主张对转移瘤先行切除,术后辅以放疗,以杀灭手术部位残留病灶及其他脑内部位亚临床病灶,以提高局部控制率,并延长中位生存期。

(3)立体定向放射外科(SRT):SRT优势是可以治疗多发脑转移瘤,肿瘤性质不影响效果,放射靶区以外脑组织损伤小。其缺点在于不能控制亚临床脑转移瘤,转移瘤的直径需小于3cm。SRT常用剂量16~20Gy。SRT治疗脑转移瘤亦存在争论,如SRT后是否需WBRT,对于多发转移瘤是采用SRT还是WBRT,SRT与手术效果比较等。

4.化学治疗

目前有循证医学级别Ⅱ级证据提示化疗对于脑转移瘤患者能够受益。2011

年版美国 NCCN 中枢神经系统肿瘤诊疗指南推荐对于复发的脑转移瘤,除了使用对于原发瘤有效的化疗方案,对于脑转移瘤可以应用替莫唑胺标准化疗方案(5/28方案)。如果是淋巴瘤或乳腺癌脑转移可采用大剂量甲氨蝶呤、环磷酰胺治疗;乳腺癌脑转移可使用卡培他滨、顺铂、依托泊苷治疗;肺癌脑转移可采用拓扑替康治疗。

八、上皮样囊肿和皮样肿瘤

(一)上皮样囊肿

1.概述

上皮样囊肿也称胆脂瘤或珍珠瘤,是由神经管闭合期间外胚层细胞移行异常所致,占原发性颅内肿瘤的 1%,好发于 20~50 岁,以桥小脑角区最为常见,其次为鞍区、大脑半球的脑室内、四叠体、小脑,也可以发生于颅骨板障或脊柱内。

2.病理

上皮样囊肿囊大体形态为色泽洁白而带光泽的块状肿物,壁薄而透明,与周围组织界限清楚,血供稀少。囊肿内有大量角化的表皮细胞,混有胆固醇结晶,呈干酪样或豆腐渣样。镜下囊肿外层为纤维结缔组织,内层为复层鳞状上皮细胞,表面有角化层,角化细胞不断脱落形成囊肿的内容物,并成层状排列。与囊肿邻近的脑组织有胶质增生。

3.诊断依据

(1)临床表现:因肿瘤的部位不同而异。桥小脑角上皮样囊肿可表现为三叉神经痛、患侧面肌痉挛、耳鸣、听力减退、行走不稳、头痛、吞咽困难、声音嘶哑等;鞍区上皮样囊肿常见的临床表现为视力视野障碍、视神经原发萎缩、多饮多尿、脑积水,女性可有月经紊乱;大脑半球上皮样囊肿可有癫痫、偏瘫、锥体束征阳性、精神症状、颅内高压症状;脑室内上皮样囊肿临床表现为颅内高压症状,压迫周围组织引起轻偏瘫、偏身感觉障碍、同向性偏盲。囊肿破裂可出现无菌性脑膜炎。

(2)辅助检查。

1)CT 为首选的检查方法。囊肿为圆形或不规则的均匀低密度区,CT 值接近脑脊液。如囊肿出血、钙化,囊肿内蛋白质含量增高,CT 图像可为高密度或等密度。注射造影剂后囊壁可出现环形增强,内容物不增强。

2)MRI 平扫 T_1 加权像显示囊肿为低信号,T_2 加权像为高信号,且明显高于周围脑组织和脑脊液,周围无脑水肿。注射造影剂后无增强。

4.鉴别诊断

桥小脑角上皮样囊肿应与原发性三叉神经痛、听神经瘤、脑膜瘤、三叉神经鞘瘤、蛛网膜囊肿鉴别,鞍区上皮样囊肿应与垂体腺瘤、颅咽管瘤、脑膜瘤、脊索瘤相鉴别。

5.治疗

本病的治疗原则为手术切除,争取全切除,包括囊肿包膜。如包膜与周围重要结构粘连严重者不宜勉强剥离,避免造成严重的神经功能障碍。清除囊内容物时应避免溢出,注意保护周围脑组织,用生理盐水反复冲洗,以减少术后脑膜炎的发生。

6.预后

上皮样囊肿属良性肿瘤,术后一般恢复良好。囊肿的手术死亡率在 20 世纪前半叶高达 70%,近年来随着现代技术的进步,实际的手术死亡几乎不存在。

(二)皮样囊肿

皮样囊肿较上皮样囊肿少见,占颅内肿瘤的 0.1%~0.3%,因生长较上皮样囊肿迅速,故发病年龄较上皮样囊肿轻,多见于儿童或青春早期患者,男女发病率相同。好发于中线部位,如第四脑室、小脑蚓、垂体、脑桥等,约 2/3 位于后颅窝,多伴有先天发育异常。

1.病理

与上皮样囊肿相比,囊肿壁较厚,除有复层鳞状上皮覆盖外,基底层还含有真皮层,内含皮肤的附件如毛囊、皮脂腺、汗腺等组织。囊腔内为干酪样皮脂并混有角化物质、上皮碎屑、胆固醇结晶、毛发和较稠厚液体。

2.诊断依据

(1)临床表现:与上皮样囊肿相似,因多发于中线部位,多以颅内高压症状为主,可有脑膜炎表现。症状较上皮样囊肿发展快。病变的头皮可见皮肤窦道,如窦道有炎症可引起颅内感染、脑膜炎、脑脓肿。

(2)辅助检查:CT 表现与上皮样囊肿相似,部分病变可有钙化。MRI 表现 T_1、T_2 均为高信号。

3.治疗

治疗方法为手术切除。如有皮肤窦道应一并切除。预后良好。

九、血管母细胞瘤

血管母细胞瘤(血管网状细胞瘤)为良性肿瘤,是起源于中胚层的胚胎残余组织,为颅内真性血管性肿瘤,占颅内肿瘤的 1.3%～2.4%,多发于后颅窝。在中枢神经系统,血管母细胞瘤好发于小脑半球、蚓部、第四脑室底、脑干。男性多于女性,发病比率约为 2:1,30～40 岁多见。本病有遗传倾向。患者多合并有其他脏器的血管瘤性病变或红细胞增多症,视网膜和小脑同时发生血管瘤者称 Von Hippel－Lindau 病(VHL)。

(一)诊断依据

1.临床表现

最常见的表现为头痛、眼震、共济失调、颅内压增高、脑干功能障碍(锥体束征、共济失调、脑神经核受损表现),如脊髓受累可有感觉综合征,25%的病例可有红细胞增多症。

2.CT 表现

囊性病变可表现为囊壁光滑的囊腔,囊壁可见结节,边界清楚;注射造影剂后瘤结节可明显强化,突出于囊内。实质型病变平扫时肿块为等密度或稍高密度,呈结节状或分叶状,边缘不光滑或有尖状突起,与脑膜瘤鉴别困难。瘤周可有水肿,也可无水肿,可伴幕上脑积水。

3.MR 表现

病变为类圆形囊性病灶,边缘锐利,轮廓光整,瘤壁结节突入囊内;T_1 加权像囊性区为等信号,T_2 加权像囊性区为高信号。增强后瘤结节现明显强化。常有较粗大的供血动脉和引流静脉。瘤周可有低信号带(含铁血黄素沉着)。

血管造影可显示实质性肿瘤的供血动脉和引流静脉以及肿瘤染色,如肿瘤血供丰富,可术前栓塞,减少术中出血。

(二)治疗

1.首选手术治疗

囊性病变术中吸除囊液后,寻找瘤结节并切除。对实质性病变应先处理位于肿瘤深面的供血动脉,再处理病变表面的引流静脉。对于病变位于脑干、第四脑室单支动脉供血的实质性病变,术前栓塞治疗可减少术中出血。手术应在栓塞后 1 周内进行。

2.常规放射治疗

对本病不敏感,可用于术后肿瘤残余。利用立体定向放射治疗本病可获得较好的近期疗效。

十、海绵状血管瘤

海绵状血管瘤(CA),又称海绵状血管畸形,因外表形态似海绵而得名。CA 占全部脑血管畸形的5%～13%。多发于 20～50 岁,男女发病率相似。病变多为单发,少数为多发。

(一)病理

大体观察病变为黯红色圆形或分叶状血管团,无包膜,边界清楚,呈桑葚状,其内为蜂窝状的薄壁血管腔隙,切面如海绵状。与脑血管瘤不同的是 CA 缺乏明显的供血动脉和引流静脉,血流速度也不快。镜检可见 CA 是由丛状、薄壁的血管窦样结构组成,其间有纤维结缔组织分隔,但窦间没有正常的脑组织,窦壁缺乏弹力层和肌层,没有明显的供血动脉和引流静脉,易发生出血、玻璃样变、纤维化、血栓形成和钙化。病变周围存在大量含铁血黄素沉着,周围脑组织常有胶质增生。

(二)诊断依据

1.临床表现

头痛、癫痫、出血、局灶性神经功能缺失、脑积水。

2.辅助检查

CT 表现为边界清楚的结节状病灶,为高密度或混杂密度,极少数为低密度。注射造影剂后可有轻度强化或不强化。MRI T_1 及 T_2 加权像上病灶内部为混杂信号,周围为低信号环。注射造影剂后可有轻度强化或不强化。

(三)治疗

(1)对于症状不明显或仅有轻微头痛者可保守治疗,随访观察。

(2)有明显症状如神经功能缺失、出血、癫痫者应手术治疗,除切除病灶及周围不正常的脑组织外,还应切除周围含铁血黄素组织。术前应对癫痫病灶准确定位,术中可结合立体定向技术、导航、术中超声。

(3)放射治疗对本病的效果仍存在争议,位于重要功能区的 CA 或手术后残余病灶可考虑辅助放射治疗。

第三章　中枢神经系统感染性疾病

第一节　化脓性颅骨和颅内感染

颅骨内、外的感染是严重的疾病。早期诊断,脓液培养,彻底根除感染灶及严密的灭菌处理,充分而有效的抗菌治疗是本病的几个关键问题。近年来,随着抗生素在临床过度使用,临床上比较少见,但相应出现较多细菌耐药问题。

一、脑脓肿

脑脓肿可由各种各样的原因引起,根据感染来源可分为:①耳源性;②外伤性;③血源性;④隐源性。与前3种脑脓肿的致病原因相比,隐源性脑脓肿用目前的方法尚不能找出感染来源。

(一)临床表现

1.颅内感染的症状

在早期有一般性症状如发热、食欲减退、软弱无力、表情淡漠,高热时可出现惊厥。末梢血液化验可能有白细胞总数增加,可达 $18 \times 10^9 / L$ 以上。中性粒细胞比例一般增高。有不同程度的意识障碍。常侧卧,畏光,怕人骚扰。体格检查时可发现颈项强直和 Kernig 征及 Brudzinski 征阳性,但多无明显的神经系统局灶性体征。腰椎穿刺(简称腰穿)早期可见脑脊液压力正常或轻度升高,白细胞从正常到数百个,多数病例在 100 个以下。如果脓肿穿破入脑室系统,可见脑脊液浑浊,涂片或培养可找到致病菌。糖和氯化物的含量可能正常或减少。红细胞沉降率(血沉)明显加快。

因为脑脊液培养大多是阴性,而在颅内压增高情况下进行腰穿是十分危险的,所以一般不做腰穿为好。若有必要做腰穿,要按颅内压增高操作,谨慎进行。

2.颅内占位性病变的症状

由炎症化脓到形成脑脓肿,经历了颅内压力由正常而增高的过程,因此表现出颅内压增高的一系列症状。有头痛、呕吐和视神经乳头水肿。如未及时诊断治疗,可以因脑疝而死亡。意识状态的改变值得注意,患儿由活泼而呆滞,出现惊厥或昏迷。在婴幼儿表现为头颅增大,前囟饱满而无局限性神经症状。

3.局限性脑症状

根据脑脓肿所在部位不同,可导致所在部位局灶症状。例如,额叶损害时表现为昏睡,颞顶叶损害时出现失语、偏瘫或视野缺损,病程长者甚至失明。小脑损害可出现走路不稳、运动失调及明显的眼球震颤。有 $20\%\sim50\%$ 的患者出现抽搐,抽搐可能偏于一侧。

体格检查要注意婴幼儿有无发绀性心脏病,要详细检查耳、鼻窦、胸部的感染灶及头皮的窦道。此外,在有下述表现之一时都要予以重视:①鼻窦、乳突的化脓性感染,或有慢性中耳炎。②头部有穿入伤,时间可能已很久远也应予以考虑。③鼻部或枕部皮肤有窦道。④食管狭窄或实施扩张术后。

(二)诊断

1.病史

注意有无身体其他部位的感染灶及全身性感染的病史、发热、抽搐等症状。对有中耳炎、鼻窦炎、先天性心脏病及头部外伤而出现颅内压增高者,均要考虑颅内感染的可能。

2.体格检查

注意头部沿中线上有无先天性瘘口,头皮有无慢性炎症或头面部有无化脓性病灶。婴幼儿可发现前囟膨隆而有韧性,有脑膜刺激征出现及不同程度的意识障碍。

3.实验室检查

周围末梢血液白细胞总数增多,红细胞沉降率增快,腰穿脑脊液化验见细胞数增多。

脑 CT 及 MR 扫描:脑炎期脓肿增强前扫描呈一不规则边缘模糊的低密度区,增强后显示一增强环,环壁可能较厚,时间-密度曲线平坦,不随时间的延长而消减变淡。包膜形成期脓肿增强前扫描都可见一薄环,由于中心坏死区和周围脑水肿带的衬托而显影。增强后扫描的增强环与增强前扫描的薄环重合,环壁可稍许增厚,无中心透亮区对比剂填充,时间-密度曲线早期(5~10min)显示一高峰值,以后逐渐消减下降,其程度大致和包囊形成的过程一致,即陈旧的和包囊形成良好的病变下降最为明显。早期脑炎期 CT 扫描,可见到中心区对比剂渗入。

(三)鉴别诊断

脑脓肿应与颅内其他疾病进行鉴别,因为有些颅内感染只要进行积极的抗感染治疗即可获得较好的结果,而脑脓肿一经确定,则多以手术治疗为最佳治疗方案。

1.脑膜炎、脑炎

发病急,有高热和白细胞总数显著增加,脑膜刺激征多为阳性,两侧瞳孔等大。脑脊液改变比脑脓肿明显。涂片或培养可找到致病菌。脑炎的炎性症状显著,缺乏病灶性症状,颅内压增加不多,脑脊液改变不大。

2.脑积水

具有颅内压增高的症状,但无炎症症状,严重脑积水可见眼球呈典型的落日征。起病缓慢,一般精神状况比脑脓肿患儿好。

3.脑肿瘤

没有明显的感染症状,起病过程比脑脓肿慢。CT 扫描图像与脑脓肿的典型环状影不同。

4.颅内血肿

颅内压增高,有难产、产伤史或头部外伤史,可同时有头皮或颅骨损伤存在。头颅 X 线平片或 CT 检查见有骨折或有高密度阴影。

(四)治疗

脑脓肿是一类病死率高的严重疾病,近年来因诊断技术的改进和提高、抗感染药物的进展,治愈率有明显改善。但儿童脑脓肿在不同的炎症阶段、不同的年龄,应有不同的针对治疗措施。

1.非手术治疗

适用于颅内感染的早期或血液循环扩散的多发的小型脑脓肿、年幼或年老体弱的患者。治疗上给予大量的抗生素,同时注意水、电解质平衡,采取降温措施,并积极治疗原发感染灶,为手术治疗创造条件。如属血液循环扩散的多发性脓肿,需继续抗菌治疗,一般要连续不断地使用抗生素 3～4 周。

2.手术治疗

(1)穿刺抽脓术:适用于单房单发较大的脑脓肿。年幼或年老体弱者额顶颞叶的脑脓肿,如患儿囟门尚未闭合,可经前囟侧角对准脓腔穿刺抽脓。年龄较大的儿童,在局麻或全麻下,颅骨钻孔,插入脑针穿刺抽脓。插入脑针后,要用无菌纱布或棉片盖住切口,以防脓液外溢污染伤口。穿刺针以血管钳暂时固定在最适宜深度的位置上,要防止脱出脓腔或刺破对侧脓腔壁,直到冲洗液中无明显脓液为止。

(2)导管引流:适用于小脑幕上表浅的脓肿。一般引流 6～7d,脓液减少或不再有脓液流出时可拔管。

(3)脓肿切除术:适用于多房或肉芽肿样的脑脓肿,经穿刺不能治愈的脑脓肿亦可手术切除。如遇脓肿较大,可先插入穿刺针将脓液大部抽出,小的脓肿也可以不抽脓直接将脓肿切除。要避免脓肿破裂和脓液外溢,否则术后脓肿将复发。

(4)切开引流法:实际上也是一种持续引流的方法。此法适用于较大的表浅脓肿和个别合并脑脱出的脓肿。合并颅骨骨髓炎、硬脑膜外脓肿或硬脑膜下脓肿的脑脓肿,通常均需采用此种手术。个别准备脓肿切除,临时又无法根治切除时,有时也不得不采用此法。手术时,经试探穿刺证明确有脓肿存在后,扩大骨孔,将硬脑膜做星形切开,尽量抽去脓液,并将脓肿包膜切开,以资充分引流。如情况许可,此时应争取将包膜四周与硬脑膜或帽状腱膜边缘缝合固定,以免感染扩散。否则可将手术分成两期进行:第一期只做脓肿穿刺抽脓,将预计下次要切开的皮质予以电灼,或用凡士林纱布或碘仿纱布填塞在其表面,使在切口周围迅速形成组织粘连;2～3d 后行第二期手术,即按前法切开引流。如脓肿包膜与周围本来已有牢固的粘连,当然即可直接切开。如果有一窦道与脓腔相连,则需适当扩大窦道。有时在脓腔内尚可置橡皮片引流。如脓腔内有碎骨片或其他异物存留,应顺便取除。脓腔及手术野可用抗生素溶液冲洗。手术后要特别注意防止感染向四周扩散和脓腔再感染问题。

这种手术势必要损坏较多的脑组织,将遗留下较大的脑组织瘢痕,有的成为慢性窦道,最后仍然需要施行一次脑瘢痕或窦道切除术,所以这种方法的适用范围不广。可是,如合并上述几种感染性病变的脑脓肿,往往只能直接切开引流,目前还没有更理想的治疗方法。

(5)脑室引流:适用于脓肿破入脑室系统的病例。做持续的脑室引流,并为脑室内灌注抗菌药物提供途径。

无论是手术治疗或非手术治疗,都要在使用大量抗生素的同时,注意患者的水、电解质平衡,并用适量的脱水药,必要时使用肾上腺皮质激素,以增强机体的抵抗力。

(五)预后

婴儿期脑脓肿的预后较儿童期差。因为抵抗力弱,脓肿体积一般都很大,而且大都伴发脑积水。早期诊断、手术可以改善预后。大一些的儿童,如诊断及时,手术恰当,早期选用抗生素全身治疗,病死率可以降低。

近年来,随着抗生素、激素和免疫抑制剂的大量应用,耐药对治疗效果影响较大。

二、硬脑膜下脓肿

硬脑膜下脓肿约占脑脓肿的 1/5。通常继发于鼻窦或中耳的感染,也可继发于头皮感染或颅骨骨髓炎或者硬脑膜下的感染性血肿。感染源通过邻近的静脉或颅骨缺损播散至硬脑膜下腔。脓液最常聚集在额顶部的凸面,也可存在于脑的半球间隙。很少发生在双侧和后颅窝。

(一)临床表现

可出现头痛、呕吐,感染的体征和颈项强直。病程可长达 6 个月。红细胞沉降率和末梢血白细胞总数均升高。婴儿常有前囟隆起、头颅增大和发生抽搐。局灶症状可能在较晚时才出现,经常伴以意识状况的恶化,表明要尽快进行处理。如症状表明是硬膜下积脓,就不必进行腰椎穿刺,否则有诱发脑疝发生的可能。

(二)检查

(1)脑脊液仅有蛋白和淋巴细胞增多,通常淋巴细胞增多是没有诊断意义的。

(2)MRI 和 CT 扫描及脑血管造影有典型表现。

(3)脑血管造影前后位摄影片上可见到胼周动脉与胼缘动脉分支侧移位,表示半球间积脓的范围。

(4)摄颅骨平片可发现鼻窦炎、乳突炎或颅骨骨髓炎。

(三)治疗

1.抗生素的使用原则

与治疗脑脓肿相同,大量、有效、长期使用。

2.手术

所有患者都要做引流术。在没有半球间积脓、脓液稀薄时可以多处钻孔抽空脓液和冲洗脓腔。如果脓液黏稠和半球间裂积脓时,应该进行开颅术,将脓液及其感染物质尽可能彻底清除。一般不必引流,但可在硬脑膜下腔留置导管数天以做冲洗用。手术时在密闭下直接抽取脓液送细菌培养和做涂片革兰染色检查。

(四)预后

由于并发血栓性皮质静脉炎、脑脓肿和脑膜炎等原因,经过治疗的患者,病死率仍高达 40%。长期生存的患者中,约有 26% 发生癫痫,术后用抗癫痫药,最少连续服用 2 年。

三、硬脑膜外脓肿

硬脑膜外脓肿实际上是继发或并发于其他的感染,如乳突炎、鼻窦炎、手术后头皮感染、颅骨骨髓炎或修补颅骨材料感染等。这种病变也可以是头部复合伤的结果。硬脑膜外积脓多有颅骨骨髓炎,一般不会引起颅内压增高。

(一)临床表现

除了因感染引起的不适和发热外,患者常常不显示特殊的临床症状。通常有局部头皮发红、肿胀、触痛和继发于鼻窦感染、乳突炎或颅骨骨髓炎的局限性头痛。神经体征和综合征常在病程的较晚时出现。

(二)诊断

(1)摄头颅正、侧位片排除死骨或颅内积气。

(2)CT 或 MRI 扫描可确诊。

(三)治疗

(1)有颅骨骨髓炎的时候,通过钻孔或者颅骨切除术排除积脓。硬脑膜外的炎性肉芽组织要尽可能彻底除尽。如果有一较大的脓腔,最好留置引流管引流数天。

(2)如为颅骨修补感染或有其他异物,则骨瓣或人工材料应去掉。

(3)治疗合并症,如鼻窦炎、脑脓肿也必须在近期治疗。

(4)诊断一旦确立,开始应用抗生素。

(5)要进行一般细菌和厌氧菌的培养及真菌培养,以便选择适合的抗菌药物。在培养结果出来之前,按照脑脓肿的治疗方式给予抗生素。

(6)影像学检查及临床观察追踪至患者康复。

四、颅骨骨髓炎

颅骨骨髓炎通常是颅骨损伤的并发症,其中也包括术后和外伤后的感染。继发于鼻窦感染的在额骨,而继发于耳部感染的骨髓炎多在顶骨或颞骨。新生儿的颅骨骨髓炎是产钳造成头皮损伤感染或宫内感染的并发症。

(一)临床表现

局部有发热、肿胀、触痛和发红的炎症表现。术后缝合的伤口或外伤引流的创道愈合不良时,应警觉到此处有颅骨骨髓炎的可能。患者可能不发热。严重感染的患者有高热、衰竭和末梢血白细胞增多,这时需要做血培养。

(二)检查

发病 2 周内,X 线检查无异常表现,在较晚期则可见到典型的"虫蚀征"(死骨形成)。

(三)治疗

(1)全身抗生素治疗。

(2)手术去除死骨或将颅骨瓣去掉,保留下完好的骨膜。环绕骨窗的感染和不出血的颅骨用咬骨钳除去,直到出现健康的有出血的骨质为止。清除全部的感染性肉芽组织,硬脑膜外有积脓亦做相应的处理。

第二节　隐球菌性脑膜炎

一、概述

隐球菌性脑膜炎是由新型隐球菌引起的脑膜炎。隐球菌是一种有鞘的类酵母真菌,分布很广,这种微生物在鸟类栖息地常见,是经吸入空气传播的病原体。首先引起肺部感染,也可经皮肤黏膜侵入,但少见。约 50% 的感染者有易患因素,如淋巴瘤、白血病、艾滋病、结节病及长期应用皮质类激素治疗等。

二、诊断依据

1.临床表现

临床变化较多,通常慢性或亚急性起病。

(1)一般表现:发热、头痛、全身不适感,部分出现恶心、呕吐及精神状态改变。可出现脑膜刺激征。

(2)局灶性神经症状:出现脑神经损害,表现为展神经和面神经麻痹,也可有言语不利、肢体运动障碍、肢体抽搐、共济失调等症状,在疾病晚期出现。

2.辅助检查

(1)实验室检查。

1)腰椎穿刺:脑脊液压力增高。

2)脑脊液检查:蛋白略高,葡萄糖减少。白细胞数增高,以淋巴细胞为主,多核白细胞也可见到。

3)脑脊液涂片:墨汁涂片可找到隐球菌。

4)脑脊液乳胶隐球菌凝集试验:效价超过1:8即可诊断。

5)脑脊液、血培养:可查出隐球菌。

(2)影像学检查。

1)CT:脑基底池模糊变形,不对称,强化明显。有时可见脑室扩大,硬脑膜下囊肿。

2)MRI:脑基底池 T_1 和 T_2 弛豫时间略缩短,而脑池的信号增强。增强扫描显示基底池明显强化。

三、鉴别诊断

与结核性脑膜炎相似,应反复做脑脊液检查、涂片,检查真菌以鉴别。

四、治疗

1.药物治疗

应用两性霉素 B 及氟胞嘧啶,两性霉素 B 0.3mg/(kg·d)与氟胞嘧啶 55mg/(kg·d)配合用药。脑脊液进行监测。每周查找隐球菌或培养找隐球菌以及行乳胶凝集试验。

2.手术治疗

采用脑室分流术治疗脑积水患者。

第三节　脑真菌性肉芽肿

一、概述

脑真菌性肉芽肿是由引起深部组织的真菌侵入脑内而形成。引起发病的真菌很多,包括隐球菌、念珠菌、放线菌、曲霉菌、新型隐球菌、球孢子菌、诺卡放线菌等,多为血行播散进入颅内及脑组织内。感染后临床上可出现脑膜炎、脑炎、脑脓肿、脑肉芽肿。

二、诊断依据

1.临床表现

(1)见于任何年龄,30～50岁多见。病史长或亚急性起病。有低热、头痛、恶心、呕吐,脑膜刺激征明显。

(2)颅内压增高,出现头痛、恶心、呕吐、视神经乳头水肿。

(3)局灶性症状:颅底神经损害,如展神经麻痹、面神经麻痹。肢体感觉、运动障碍,癫痫发作。

2.辅助检查

(1)实验室检查。

1)腰椎穿刺:脑脊液压力增高,脑脊液无色透明或浑浊,白细胞增多,以淋巴细胞为主。

2)脑脊液涂片:墨汁染色可找到隐球菌。

3)脑脊液补体试验或乳胶凝集试验:呈阳性反应。

(2)影像学检查。

1)CT:显示脑基底池模糊变形、不对称,强化明显。脑室扩大,硬膜下水肿形成;脑实质内肉芽肿呈等密度或高密度;强化后可见大小不一、多发、边界清晰的强化结节,或呈不均匀强化环形。

2)MRI:显示基底池及脑白质区单发或多发类圆形结节,呈长 T_1、长 T_2 信号。注药后结节呈明显强化。

三、鉴别诊断

与结核性脑膜炎相似,脑脊液反复查找真菌,可与其他疾病鉴别。

四、治疗

1.药物治疗

有两性霉素 B、氟康唑、氟胞嘧啶等。对不同真菌应用不同药物,可合并用药。

2.立体定向

穿刺取活检。

3.手术治疗

切除病灶组织。

第四章　脊髓疾病

第一节　脊髓空洞症

脊髓空洞症是一种缓慢进行性脊髓退行性病变。在致病原因的影响下,脊髓中央管扩大或形成管状空腔,其周围胶质增生,引起受累的脊髓节段神经损害症状,即痛、温觉减退与消失而深感觉保存的分离性感觉障碍,兼有脊髓长束损害的运动障碍及神经营养障碍。脊髓空洞症最常发生于颈段及胸段,位居脊髓断面中心,但也可呈偏心发展。脊髓空洞症表现症状的严重程度与病程早晚有很大关系,早期患者症状比较局限和轻微,晚期可发展至行动困难。

一、诊断

1.临床表现

(1)感觉异常:空洞位于脊髓颈段、胸上段,出现单侧上肢与上胸部之节段性感觉障碍,以节段性感觉分离障碍为特点,痛、温觉消失或减退症状,也可表现为双侧性。

(2)运动障碍:颈胸段脊髓空洞出现一侧或两侧上肢弛缓性部分瘫痪,表现为肌无力、肌张力下降,尤以双手鱼际肌、骨间肌萎缩最为明显,严重者呈爪形手畸形,且可有肌束震颤,一侧或两侧下肢发生部分瘫痪、肌张力亢进。

(3)自主神经损害症状:空洞累及脊髓侧角的交感神经脊髓中枢出现霍纳综合征,病变相应节段肢体与躯干皮肤少汗、温度降低,指端、指甲角化过度、萎缩,失去光泽。由于痛、温觉消失,易发生烫伤与损伤。晚期患者出现大、小便障碍。

2.辅助检查

(1)头部 CT、MRI、X 线及脊髓造影检查:其中 MRI 检查对脊髓空洞症具有独特的诊断价值,能够显示脊髓空洞伸展范围和大小,以及有无分隔。

（2）诱发电位及肌电图：可了解神经传导功能。

3.鉴别诊断

（1）小脑肿瘤所致慢性枕大孔疝。

（2）髓内肿瘤：如室管膜瘤继发脊髓空洞。

二、治疗

1.手术方法

（1）有脑积水并颅内压高者，先行侧脑室－腹腔分流术。

（2）采用颅后窝枕下减压术，根据小脑扁桃体下疝情况决定打开椎板范围，切开硬脑膜，在手术显微镜下于脊髓后正中沟切开，缓解脊髓积水状态，如小脑扁桃体疝明显，可在软膜下切除部分扁桃体，其后行寰－枕部硬脑膜减张修补术。

（3）对无明显寰－枕部畸形及小脑扁桃体下疝者，可于病变相应部位行椎管内探查及空洞－蛛网膜下腔分流术。

2.围手术期护理

（1）术前：早期患者症状比较局限和轻微，而晚期患者多有肢体功能障碍，应给予生活护理，按摩局部皮肤，活动肢体。

（2）术后：给患者翻身时要呈直线，以"轴式"翻身法。严密观察四肢活动情况，注意观察感觉平面，警惕发生脊髓血肿。高颈位的脊髓空洞症，应给患者戴颈托。术后注意呼吸功能障碍患者，应将其留置于ICU，呼吸机支持。

（3）术后并发症及防治：必要时脱水及激素治疗。肢体活动障碍患者加强被动活动。体温升高患者应进行腰椎穿刺及脑脊液化验。

（4）出院医嘱：应用神经营养性药物，带颈托3个月。

第二节　椎管内肿瘤

一、概述

椎管内肿瘤也称为脊髓肿瘤，包括发生于椎管内各种组织如神经根、硬脊膜、血管、脊髓及脂肪组织的原发性和继发性肿瘤。

二、诊断

1.病史

一般椎管内肿瘤发展较缓慢,病程多在 1~3 年,转移癌病程多在半年以内,神经纤维瘤病程在数年,个别可达 10~20 年。应详细了解有无脊神经根痛及其放射部位,有无感觉、运动和大小便障碍,障碍发生的先后次序。

2.体征

(1)神经根痛是最常见的首发症状,以硬脊膜外肿瘤最多见。

(2)疼痛。

(3)运动障碍及反射异常。

(4)感觉障碍。

(5)自主神经功能障碍。

3.脊柱 X 线平片

有 20%~40% 的椎管内肿瘤可引起相应节段椎骨骨质改变,包括椎间孔扩大,椎管扩大,椎体及邻近骨质吸收和破坏,椎管内钙化及椎旁软组织影。

4.CT 扫描平扫

价值不大,增强时病变部位可见椎管膨胀、扩大,椎体后缘受压,椎管内软组织填充,髓内肿瘤可有不同程度的增强。

5.MRI 扫描

能显示肿瘤的大小、数目、位置,并可显示肿瘤与脊髓的关系。

6.腰椎穿刺

行脑脊液生化常规检查及动力学试验。

7.脊髓造影

可以显示蛛网膜下腔是否有梗阻,并能确定梗阻平面及梗阻程度。

8.脊髓血管造影

可显示肿瘤病理性血管及其供血动脉和引流静脉情况,对手术操作有指导意义,对于血管瘤、血管网织细胞瘤及其他血管性病变的诊断和手术切除更有意义。

三、鉴别诊断

应与脊髓蛛网膜炎、脊髓血管畸形、椎间盘突出、脊髓空洞症、脊柱结核和脊柱原发或继发性肿瘤相鉴别。

四、治疗

目前手术切除椎管内肿瘤仍是唯一有效的方法。约 3/4 椎管内肿瘤为良性病变,对此如能全切其预后良好。对恶性肿瘤经手术充分减压并术后辅以放疗也可以获得一定的缓解。

第三节 椎间盘突出症

一、腰椎间盘突出症

椎间盘的功能是在运动的情况下支撑和分散负载,同时保证稳定的运动。椎间盘的髓核随年龄的增长,其蛋白多糖减少,同时出现脱水(水合作用减少),黏液蛋白变性,发生纤维组织的长入。椎间盘间隙高度减少,并且易受损伤。机械负载下,核内的压力上升,可发生纤维环撕裂和髓核疝出。

(一)诊断标准

1.临床表现

(1)疼痛:首发症状可能是背痛,有时是突然产生根性疼痛。坐骨神经痛对于腰椎间盘突出症诊断的敏感性极高,如果没有坐骨神经痛,患者存在有临床意义的腰椎间盘突出症的可能性非常小。屈膝屈股时疼痛减轻。患者通常避免过多活动,然而,一个姿势(坐、站或卧)保持过久也可能会加重疼痛。咳嗽、打喷嚏或用力排便时疼痛加重。

(2)神经根症状:下肢放射性疼痛、肌力减弱、皮区性感觉改变、反射改变。查体的时候可以发现有明显的神经紧张表现:如直腿抬高试验(Lasegue 征)阳性。有时表现为神经根综合征,即多根神经根受累。

(3)马尾综合征:表现有括约肌功能紊乱,如尿潴留、尿和(或)便失禁、肛门括约肌张力减小。还出现"马鞍区感觉缺失",分布于肛门区域、生殖器下部、会阴、臀部、大腿后上侧。可伴有显著的运动力弱和跟腱反射消失。性功能障碍通常发生较晚。

2.辅助检查

(1)腰骶 X 线:可以诊断一些先天异常(如隐性脊柱裂),提供退行性改变的证据(包括骨赘),但观察椎间盘突出和椎管狭窄的意义不大。

(2)腰骶 MRI:可见椎间盘疝出,压迫神经根或鞘囊,还可以发现明显的椎间盘退行性改变(T_2WI 信号减弱,椎间盘高度减小),并可以提供矢状面的信息,观察马尾神经。

(3)腰骶 CT:椎间盘脱出的表现包括硬脑膜外脂肪的缺失、鞘囊的突起缺失(有疝出的椎间盘造成的压迹),特点是骨组织清晰度非常好。

(4)椎间盘造影术:必要时可行椎间盘造影检查,以了解其脱出部位。

(二)治疗

1.保守治疗

(1)卧床休息:通过减少神经根压力和(或)椎间盘内的压力来减少症状。同时也减少了运动引起的疼痛。

(2)腰背肌锻炼:最初 2 周采用对背部影响较小的锻炼,如步行、骑自行车等,2 周后练习躯干的肌肉(特别是背部的伸肌和可能的腹部肌肉)是有益的,逐渐增加锻炼强度效果更好。

(3)止痛药对症治疗。

(4)硬脊膜外注射类固醇。

(5)适当的物理治疗:急性期不推荐使用,对牵引及按摩推拿更应慎重。

2.外科手术治疗

(1)手术指征:非手术治疗失败,在神经根疾病发作后等待 5～8 周,无下列项目出现再考虑手术。

1)马尾综合征。

2)进行性运动功能缺失(例如足下垂)。

3)虽然经过适当的镇痛药物治疗,但患者仍不能忍受疼痛。

(2)手术方法。

1)经椎管入路:标准的开放性腰椎板切除术和椎间盘切除术。显微椎间盘切除术,应用更小的切口。住院时间短,失血少。总的效果与标准的椎间盘切除术类似。

2)椎间盘内方法:髓核化学溶解术,使用木瓜凝乳蛋白酶,长期效果需要评价,并有过敏现象。经皮内镜椎间盘切除术,将椎间盘中央的内容物切除,通过减少椎间盘内的压力来解除椎间盘脱出部分对神经根的压力。当存在严重的神经损害时,不推荐使用。

（3）手术治疗的并发症。

1）感染。

2）神经根损伤出现感觉、运动功能障碍。

3）硬脊膜意外开放：可能导致脑脊液漏,绝大多数不需要修补;假性脊膜膨出。

4）椎间盘突出复发。

二、颈椎间盘突出症

与腰椎不同,颈部神经根位于相同数目椎体、椎弓根的上方,颈神经根与椎弓根的下表面关系密切,椎间隙与椎弓根的下部邻近。

（一）诊断

1.临床表现

（1）神经根症状：通常侵害突出平面椎间孔发出的神经,如 $C_6 \sim C_7$ 通常造成 C_7 神经根病变;C_8 和 T_1 神经根受累可以产生部分 Horner 综合征。

（2）体征：Spurling 征（患者向有症状的一侧倾斜头部,压迫其头顶,产生放射性疼痛）阳性;肩外展试验（患者坐位,抬起手置于头上,神经根性症状减轻或消失）阳性。

2.辅助检查

（1）腰部 MRI：是颈椎间盘突出症首选的检查方法。

（2）脊髓造影（X 线或 CT）：不能行 MRI 检查或需要了解更多骨质细节时选用。

（3）普通 CT：常在 $C_5 \sim C_6$ 显示良好,在 $C_6 \sim C_7$、$C_7 \sim T_1$ 显示不好（肩关节伪迹）。

（二）治疗

1.保守治疗

超过 90% 由颈椎间盘突出症造成的急性颈神经根病,可以不通过手术得到改善。应用适当的止痛药、抗炎药（非甾体抗炎药或短期减量的类固醇）,以及间断颈部牵引,可以缓解症状。

2.手术治疗

手术适合用于经非手术治疗不能改善症状或有进展性神经功能缺损的患者。

（1）前方颈椎间盘切除加椎体融合术（ACDF）,限于 $C_3 \sim C_7$ 水平,一般适用于

1或2个节段的病变,如可能也可做3个节段。此入路在术中对椎间隙融合固定,减少半脱位的概率,并且是处理中央椎间盘突出症唯一可行的方法。

(2)后入路颈椎减压(通常在以下情况下使用)。

1)多节段颈椎间盘突出或骨赘造成脊髓病变。

2)椎间盘突出与椎管狭窄合并发生,并且后者更加广泛和(或)更加重要。

3)无法接受喉返神经受损引起声音改变危险。

4)低位(如 C_7、C_8 或 T_1)或高位(如 C_3 或 C_4)颈神经根受压,使用前入路困难者。

5)单侧神经根病变。

(3)手术后监测(颈前入路)。

1)提示手术后血肿的证据:呼吸痛苦、吞咽困难、气管偏斜。

2)手术节段的神经根支配肌肉力弱:如 $C_5 \sim C_6$ 的肱二头肌,$C_6 \sim C_7$ 的肱三头肌。

3)长束体征(Babinski 征等):可以提示脊膜外血肿压迫脊髓。

4)进行骨融合的病例:极度吞咽困难可能提示骨移植物向前突出影响到食管;查侧位脊柱 X 线片可帮助诊断。

5)声音嘶哑:可能提示喉返神经损伤引起的声带麻痹,先应禁止经口进食,直到能够进一步评价。

第四节　腰椎管狭窄

由于小关节面和黄韧带肥厚造成,可能由于椎间盘突出或脊椎前移而加重,可能在先天狭窄的基础上发生。最常见于 $L_4 \sim L_5$,其次 $L_3 \sim L_4$。

一、诊断

1.临床表现

(1)症状性狭窄:产生逐渐进展的站立和行走时的腰腿痛,间歇性跛行,坐位和躺下时缓解(神经性跛行)。

(2)神经系统检查:踝反射减弱或消失,膝腱反射减弱常见,少部分病例神经系统检查正常。

(3)减压手术通常有效。

2.辅助检查

(1)X线检查:可显示脊椎前移。椎管轴位直径通常狭窄。

(2)CT检查:可显示轴状位椎管的直径、韧带肥厚、小关节面关节病、纤维环膨出,以及突出的椎间盘。

(3)脊髓X线造影:侧位片通常显示"洗衣板型"影像(多个前方的缺陷),轴位片经常显示"细腰型"(染色柱狭窄)。

(4)MRI检查:可显示对神经结构的损害,T_2WI上见狭窄严重节段脑脊液信号缺失。可良好地评价脊椎前移引起的神经损害。

3.鉴别诊断

(1)血管性跛行:行走诱发的症状站立时缓解,是一个关键的鉴别特点。

(2)转子滑囊炎。

(3)椎间盘突出。

(4)小关节面旁囊肿。

(5)蛛网膜炎。

(6)椎管内肿瘤。

二、治疗

1.保守治疗

非甾体抗炎药和物理治疗是主要的非手术治疗。

2.手术治疗

当经药物治疗,症状加重时,采用手术减压。手术目的是缓解疼痛,阻止症状进展,可能使已经存在的一些神经缺陷恢复。

术中对神经孔中的神经进行减压。合并退行性脊椎前移、椎管狭窄和神经根病的患者可以考虑脊柱融合。

第五节 脊髓血管性疾病

脊柱脊髓血管性疾病占原发脊柱内占位的40%。80%发生于20～60岁。主要包括脊髓动静脉畸形、硬脊膜动静脉瘘、髓周动静脉瘘、Cobb综合征及肾静脉狭窄、奇静脉狭窄、半奇静脉狭窄、腰静脉狭窄引起的椎管内静脉高压综合征等。

一、诊断

1.临床表现

85％表现为进展性脊髓神经功能缺损,如持续数月至数年的背痛和与之相关的进展性感觉缺失及下肢力弱。也有表现为突发脊髓病,通常继发于出血。

2.辅助检查

(1)选择性脊髓血管造影是诊断该病的"金标准"。在动脉造影无异常发现时,应行选择性肾动脉造影,经股静脉插管行奇静脉、半奇静脉、腰静脉造影。

(2)MRI 及 MRA 检查可提示椎管内有无血管性病变。在 MRI 及 MRA 冠状位可见流空信号及迂曲的血管影,髓内上有水肿;在矢状位流空信号呈点状或串珠样,血管迂曲影主要位于脊髓背侧,有时位于腹侧;而髓内无此表现,伴有脊髓水肿,此种表现提示为硬脑膜下髓周动静脉瘘或椎管内静脉高压综合征。脊髓 AVMs 在 MRI 和 MRA 着重表现为血管影及畸形血管团,可见供血动脉和引流静脉。

二、治疗

脊髓动静脉畸形可行血管内栓塞加微创外科手术切除,硬脊膜下髓周动静脉瘘,供血动脉较直,插管易于到瘘口者可行瘘口栓塞治疗,不适合栓塞者可行手术治疗,行椎管探查全椎板切除。如为硬脊膜动静脉瘘,在供血动脉的椎间孔处找到瘘口行供血动脉、瘘口及近瘘口的静脉烧灼,如为髓周动静脉瘘,在相应脊髓节段髓周找到瘘口,行烧灼夹闭会取得满意疗效。

如肾静脉(尤见于左肾静脉)狭窄,可行狭窄静脉扩张、成形,切除狭窄段,行血管吻合或移植、搭桥等手段来解除狭窄,恢复肾静脉向下腔静脉的正常回流而治愈。

如奇静脉、半奇静脉、副奇静脉及腰静脉狭窄,可经股静脉入路插管到上肢静脉找到病变部位,行狭窄扩张成形而恢复该静脉的正常血流,使其血液不再经椎管内回流而达到治疗目的。

第五章　颅内血管性疾病

第一节　颅内动脉瘤

颅内动脉瘤系颅内动脉壁的局限性异常突起。尸检发现率为 $0.2\%\sim7.9\%$。其发病率为 5%。儿童动脉瘤占 2%。

动脉瘤性蛛网膜下腔出血(SAH)发病多见于 $40\sim60$ 岁,大约 20% 的 SAH 病例发生在 $15\sim45$ 岁。动脉瘤破裂出血是 SAH 的首位病因,占 SAH 的 $75\%\sim80\%$。在脑血管意外中,颅内动脉瘤破裂出血仅次于脑血栓和高血压脑出血,居第三位。

一、病因

颅内动脉瘤的形成原因目前尚不十分清楚。动脉壁本身的先天性缺陷和(或)后天性损伤与血流动力学因素应是动脉瘤形成、发展和破裂的主要因素。颅内动脉同身体其他部位动脉相比,其外膜和中膜缺乏弹性纤维,中膜肌纤维少,外膜薄,内弹力层更加发达。同时大的脑动脉位于蛛网膜下腔,没有支撑组织。而后天因素,如颅内动脉粥样硬化、动脉炎等破坏动脉内弹力板,在血流动力学作用下缺损的动脉壁渐渐膨出形成囊性动脉瘤。另外,身体的感染性病灶,如细菌性心内膜炎,栓子脱落流至脑动脉侵蚀动脉壁,形成细菌性动脉瘤;同样一些肿瘤,如心房黏液瘤,也可形成肿瘤栓子性动脉瘤;头部外伤也可能导致外伤性动脉瘤形成;还有一种因外伤、动脉硬化、高血压等因素造成动脉内膜损伤,血液进入动脉壁中层而形成夹层动脉瘤,临床均少见。

二、病理

颅内动脉瘤最常见的是囊性动脉瘤,常常呈球形或浆果状,外观紫红色,瘤壁比较薄,术中可见瘤内的血流旋涡。瘤顶部更为薄弱,98％动脉瘤出血位于瘤顶,破口处与周围组织粘连。其次为梭形动脉瘤,好发于椎基底动脉或颈内动脉。巨大动脉瘤内常有血栓形成,甚至钙化,血栓分层呈"洋葱"状。组织学检查发现部分动脉瘤壁仅存一层内膜,缺乏中层平滑肌组织,弹性纤维断裂或消失。瘤壁内有炎性细胞浸润。电镜下可见瘤壁弹力板消失。

三、动脉瘤的分类

1.按动脉瘤位置分类

分成颈内动脉系统动脉瘤和椎－基底动脉系统动脉瘤,也分别称为前循环动脉瘤和后循环动脉瘤。颈内动脉系统动脉瘤占颅内动脉瘤的 85％～95％,主要分成颈内动脉动脉瘤、大脑中动脉动脉瘤和前动脉动脉瘤。椎－基底动脉系统动脉瘤占颅内动脉瘤的 5％～15％,主要分为椎动脉动脉瘤、基底动脉动脉瘤、大脑后动脉动脉瘤、小脑上动脉动脉瘤、小脑前下动脉动脉瘤和小脑后下动脉动脉瘤。多发动脉瘤占 20％～30％。

前循环动脉瘤常见的部位:①前交通动脉瘤,约占 30％;②后交通动脉瘤,约占 25％;③大脑中动脉动脉瘤,约占 20％。后循环动脉瘤最常见的部位是基底动脉顶端分叉处。

2.按动脉瘤的大小分类

动脉瘤直径小于 5mm 者属小型,6～15mm 为一般型,16～25mm 为大型,直径大于 25mm 者为巨大型。

3.按病因分类

可分成先天性动脉瘤、感染性动脉瘤、动脉硬化性动脉瘤和外伤性动脉瘤。

四、临床表现

一般动脉瘤在破裂出血前无症状,少数病例可因体积大压迫周围神经结构而出现相应的神经症状。

1.出血症状

动脉瘤破裂出血时,患者往往出现突发性剧烈头痛、呕吐、大汗淋漓和项背部疼痛,可出现意识水平下降,甚至昏迷。约50%的患者在出血前6~20d有"警兆症状",如偏头痛或眼眶痛和(或)动眼神经麻痹,头痛侧多与动脉瘤侧相符,此时应警惕随之而来的SAH。警兆症状动眼神经麻痹可能是动脉瘤扩张或瘤壁内出血或膨大压迫动眼神经所致。

动脉瘤破裂的危险因素有高血压、口服避孕药、妊娠和分娩、吸烟等,此外,情绪激动、排尿排便等可诱发动脉瘤破裂,冬春季动脉瘤破裂出血比例高。动脉瘤破裂出血以蛛网膜下腔出血最常见,可伴有脑(室)内或硬脑膜下出血。

动脉瘤破裂出血有着很高的死亡率和致残率,文献报道动脉瘤性SAH患者院前死亡率为10%~15%,在初次出血未经手术治疗而活下来的患者中,再出血是致残和致死的主要原因,2周内危险性为15%~20%,总死亡率约45%,存活患者约30%有中重度残疾。成功夹闭动脉瘤的患者,约66%不能恢复到SAH前的生活质量。所以SAH后及时的诊断和治疗是降低动脉瘤致残和死亡的关键。

2.局灶症状

取决于动脉瘤的部位、毗邻解剖结构及动脉瘤大小。颈内动脉后交通动脉瘤和大脑后动脉动脉瘤,常出现同侧动眼神经麻痹,表现为单侧眼睑下垂、瞳孔散大、眼球内收、上下视不能,直接、间接对光反射消失。前交通动脉瘤可表现为一侧或双侧下肢一过性轻偏瘫及缄默症状。大脑中动脉动脉瘤破裂出血形成颞叶血肿,或因脑血管痉挛所致脑缺血或脑梗死,而出现肢体偏瘫或和失语。巨大动脉瘤压迫脑干可产生偏瘫。颈内动脉海绵窦段和床突上动脉瘤可以出现视力、视野障碍和三叉神经痛。

3.脑血管痉挛症状

除动脉瘤破裂出血外,SAH后脑血管痉挛也是影响患者预后的关键,在SAH后红细胞破坏产生5-羟色胺、儿茶酚胺等多种血管活性物质,可以造成脑血管痉挛,一般发生在出血3d以后,可以持续2周左右。症状性脑血管痉挛发生率为20%~30%,主要表现为脑缺血症状,可为暂时性或进展性的定位体征和意识水平下降。但应注意与脑积水、脑出血等所致意识水平下降相鉴别。

4.癫痫

急性SAH患者可以出现癫痫发作,多以癫痫大发作为主。

五、影像学检查

1.头部 CT 扫描

对所有临床怀疑自发性 SAH 的患者,首选头部 CT 平扫。头颅 CT 可确定 SAH、血肿部位及血肿量、脑积水和脑梗死等。此外根据头部 CT,约 70% 患者可预测破裂动脉瘤的部位,如纵裂、鞍上池和额内侧面的出血提示前交通动脉瘤可能性大,侧裂出血则提示中动脉瘤可能性大,第四脑室及小脑蚓部出血则小脑后下动脉瘤可以性大。对多发性颅内动脉瘤,根据 CT 的主要出血位置可以判定责任动脉瘤的位置。

计算机断层扫描血管造影(CTA)是一种通过静脉快速注射碘对比剂,对 CT 扫描中动脉期的图像进行采集和重建脑动脉的成像方法。CTA 可以多角度观察动脉瘤以及动脉瘤与载瘤动脉之间的关系,同时可以显示脑血管同颅骨的解剖关系。因 CTA 操作简便,创伤性小,而且准确性比较高,已成为动脉瘤的初步检查方法。

2.MRI

颅内动脉瘤多位于颅底 Willis 环。MRI 优于 CT,较大动脉瘤内可见流空。MRA 可提示不同部位动脉瘤,常用于颅内动脉瘤筛查,从不同角度了解动脉瘤与载瘤动脉的关系。

3.数字减影血管造影(DSA)

目前是 SAH 病因诊断的"金标准",对确定动脉瘤的位置、形态、大小、蒂宽、数目、有无血管痉挛和确定手术方案十分重要。85% 的患者可以确定出血的原因,同时了解是否存在脑血管痉挛及痉挛程度,评价侧支循环。对自发性 SAH 患者应在病情允许的情况下尽早实施脑血管造影。脑血管造影应常规包括双侧颈内动脉和双侧椎动脉,防止遗漏多发动脉瘤的存在,必要时行双侧颈外动脉造影。如果 SAH 患者首次造影阴性,应在 2～4 周后重复进行脑血管造影,特别是在合并脑动脉痉挛情况下。如造影仍为阴性,可能是小动脉瘤破裂后消失,或内有血栓形成,患者一般预后较好。

4.腰椎穿刺

是诊断急性 SAH 最敏感的方法。但可能因穿刺损伤而出现假阳性,再就是腰椎穿刺有可能诱发动脉瘤破裂出血,故对怀疑 SAH 而 CT 扫描阴性患者,应进行腰椎穿刺检查。发病 1 周后,由于出血逐渐被吸收,CT 扫描可能显示不清或阴性,可腰椎穿刺行脑脊液检查。颅内压高者应慎用。

5.经颅多普勒超声(TCD)

脑血管痉挛是影响患者预后的重要因素之一。在血容量一定的情况下,血流速度与血管的横截面积呈反比,故用 TCD 技术测量血管的血流速度可以间接地测定血管痉挛的程度。

六、治疗

因动脉瘤破裂出血具有很高的致残率和死亡率,以及易反复出血的特性,所以对动脉瘤性 SAH 患者,在病情允许条件下,应尽快进行外科治疗,防止动脉瘤再次破裂出血,降低患者致残率和死亡率。外科治疗包括手术治疗和血管内栓塞治疗。

1.手术治疗时机

颅内破裂动脉瘤的治疗时机与患者的病情分级,动脉瘤的位置、形态和直径等密切相关。手术前分级便于判断动脉瘤病情,选择造影和手术时机,评价疗效。目前国际上对 SAH 常采用 Hunt 和 Hess 分级方法(见下表)。对Ⅰ级、Ⅱ级和Ⅲ级患者应及早进行脑血管造影和手术治疗;Ⅳ级和Ⅴ级患者只行 CT 除外血肿和脑积水,待病情稳定后,再行造影检查和治疗。

表　蛛网膜下腔出血 Hunt 和 Hess 分级

分级	描述
0 级	未破裂动脉瘤
Ⅰa 级	无急性脑膜/脑反应,但有固定神经功能缺失
Ⅱb 级	无症状,或有轻微头痛和颈强直
Ⅱ 级	头痛较重,颈强直,除脑神经麻痹外无其他神经症状
Ⅲ 级	嗜睡或有局灶性神经功能障碍
Ⅳ 级	昏迷、偏瘫,早期去大脑强直和自主神经功能障碍
Ⅴ 级	深昏迷,去大脑强直,濒危状态

注:若有严重的全身性疾病(如高血压、糖尿病、严重的动脉硬化、慢性阻塞性肺疾病)及动脉造影上显示严重的血管痉挛则增加 1 级。

2.围术期治疗

动脉瘤破裂出血和脑血管痉挛是动脉瘤的主要死亡原因。为预防动脉瘤再次破裂出血,患者最好置于 ICU 监护下,绝对卧床,尽量减少不良的声、光刺激。便秘者给缓泻药,维持正常血压,适当镇静治疗。为防止脑血管痉挛,可以预防性早期应用钙通道阻滞药等扩血管治疗方法。可以考虑预防性应用抗癫痫治疗。

3.手术方法

动脉瘤颈夹闭是动脉瘤最理想的治疗方法。这种方法既将动脉瘤排除在循环之外,防止了动脉瘤破裂出血,同时保证正常的血液循环。孤立术是在动脉瘤两端夹闭载瘤动脉,在未证明侧支循环良好时应慎用。动脉瘤壁加固术疗效不肯定应尽量少用。临床不适宜手术、导管技术可达部位的动脉瘤,可选电解可脱性微弹簧圈(GDC)栓塞术。无论何种治疗,手术后应复查脑血管造影,证实动脉瘤是否消失。

4.脑积水处理

SAH 后急性脑积水占 15%。手术前有症状应行脑室外引流术。慢性脑积水需行侧脑室-腹腔分流。

七、预后

影响颅内动脉瘤预后的因素是多方面的,包括发病前患者的全身状态、动脉瘤破裂的程度和动脉瘤的本身特性、手术前患者的临床分级、治疗时机及是否合并严重的并发症等。

第二节　颅内血管畸形

颅内血管畸形是指脑血管发育障碍引起的脑局部血管数量和结构异常,并对正常脑血流产生影响。有学者报道显微手术成功切除 10 例脑动静脉畸形,无死亡,并发症发生率低。并提出分级方法。

一般将颅内血管畸形分为 4 类:①动静脉畸形;②海绵状血管畸形;③毛细血管扩张;④静脉畸形。它们的组成血管及血管间的脑实质不同。

特殊类型的血管畸形包括:①司特奇-韦伯病,又称脑三叉血管瘤病,包括软脑膜血管瘤、皮质内及皮质下白质的钙化、同侧面部皮肤血管痣(葡萄球痣)。痣分布在三叉神经皮结内,为一侧。偶有婴儿白内障。软脑膜毛细血管瘤及静脉血管瘤多见于枕叶、顶叶及颞叶,蛛网膜下腔有密集的血管,脑表面动脉有钙化,脉络丛也可有血管畸形及钙化。多数产后即有症状及体征,有的是之后逐渐发展的。早期脑损害又可引起继发的退变,如交叉性小脑萎缩。罕有出血者。②广泛的新生儿血管瘤病为儿童罕见病。其特点是皮肤或内部器官有多发的血管瘤,脑及脑膜也有多发的血管瘤。症状有早期神经功能障碍及脑积水。

尸检显示,静脉畸形发生率为0.5%～0.7%,海绵状血管畸形发生率为0.5%,毛细血管扩张发生率为0.3%,动静脉畸形发生率为0.1%。但临床上却以动静脉畸形最常见,这可能由于动静脉畸形最容易出现症状的缘故。多数血管畸形在显微镜下检查有出血现象,但大量出血的畸形以动静脉畸形最常见,海绵状血管畸形其次,毛细血管扩张及静脉畸形偶见。

血管畸形可发生于不同部位,45%～80%在大脑半球,8%～18%在内囊、基底核或脑室。颅内血管畸形约有6%为多发,即有2个以上同一种病理或不同病理的血管畸形,甚至同一患者有20多个海绵状血管畸形。不仅有脑血管畸形还有脑膜(包括硬脑膜及软脑膜)血管畸形,或者两者兼有。

颅内血管畸形可与动脉瘤并存,McCormick的解剖资料中,血管畸形的发生率约5%,动脉瘤约7%,两者并存主要是由于发生率高的原因。血管畸形与动脉瘤的位置多半不在同一血管范围内。动静脉畸形及海绵状血管畸形能缓慢增长扩大,使得海绵状血管畸形产生占位效应,而动静脉畸形周围的脑缺血更加严重,因而出现新的症状及体征。

一、脑动静脉畸形

(一)病因病理

动静脉畸形是由一团动脉、静脉及动脉化的静脉(动静脉瘘)样的血管组成,动脉直接与静脉交通,其间无毛细血管。有些动静脉畸形由于血栓形成或出血破坏,常规血管造影不显影,称为隐匿型动静脉畸形;有些动静脉畸形很大,累及大部分半球,称为巨大动静脉畸形。局部血管呈丛状或血管聚成球形,有一个或多个供血动脉及一个或多个引流静脉。血管的管径大小不一,大的动脉常似静脉样增粗,引流静脉直径可到1cm。而隐匿型动静脉畸形的供血动脉很小,只有0.2～0.3cm。血管组成的致密程度不同,有的致密似海绵状血管畸形。镜面血管常有节段性扩张,甚至于成囊状,在畸形血管团内缺乏正常的毛细血管床。在这些异常血管之间夹杂有胶质样变的脑组织,以及充满含铁血黄素的巨噬细胞。血管壁的厚薄不一,多由纤维组织构成,偶有平滑肌纤维,多无弹力层。异常血管内常有血栓形成或机化及钙化,并可伴有炎性反应。超微结构检查,动静脉畸形血管中仅有一部分能分辨出动脉和静脉结构,而大部分病变血管不能区别血管结构。位于脑表面,动静畸形的软膜增厚、不透明。镜下搏动的动脉及静脉,因含有红色及蓝色层状或涡流状血流,往往辨认不清。引流静脉有时也动脉化呈红色。

由于畸形血管盗血,其周围脑组织供血减少,因而出现盗血症状。这种盗血是由于动静脉瘘造成的,在脑血管造影上极易显示,同时可见对畸形病灶周围正常脑组织的供血减少(其动脉充盈不良,甚至完全不充盈)。

动静脉畸形是一种先天性疾病。在胚胎早期,原始的动脉及静脉是相互交通的,之后由于局部毛细血管发育异常,动脉及静脉仍以直接沟通的形式保留下来。由于没有正常的毛细血管阻力,血液直接由动脉流入静脉,使静脉因压力增大而扩张,动脉因供血多,也逐渐增粗,加上侧支血管形成及扩大,形成迂曲、缠结、粗细不等的畸形血管团,血管壁薄弱处扩大成囊状。血管畸形,附近脑组织因缺血而萎缩,或因陈旧出血而黄变。畸形的血管团一般呈楔形分布,尖端指向脑室壁。

动静脉畸形的出血与其体积的大小及其引流静脉的数目、状态有关,即中小型(＜4cm)的容易出血;引流静脉少、狭窄或缺乏正常静脉引流者容易发生出血。至于与年龄、性别、供血动脉数目、部位似无明显的关系。

幕上动静脉畸形接受大脑前、中、后动脉的分支供血,深部动静脉畸形的供血来自大脑后动脉、脉络膜前及后动脉、豆纹动脉。浅部动静脉畸形的供血主要来自大脑中动脉的分支,它们埋藏在脑沟内。除极小的动静脉畸形外,大多数由2支或2支以上主要脑动脉供血。幕下动静脉畸形由小脑上、小脑前下或小脑后下动脉供血,有时3支都供血。深部穿通支供应脑干及其周围的动静脉畸形。大的脑动静脉畸形是由血管组分隔构成,各组皆有自己的供血动脉及引流静脉。各血管组之间并不交通。有时只是畸形血管团的一部分引起症状,可选择性地栓塞这一部分。

正常灌注压突破综合征(NPPB):由于脑动静脉畸形盗血,造成畸形周围的正常脑供血不足,使脑组织慢性缺血。因而这部分血管处于扩张状态,丧失了自动调节能力。一旦动静脉畸形被切除,或其主要输入动脉被闭塞,原来被动静脉畸形盗取的血液重新流入慢性扩张的血管,以高流量注入微循环,使病理性扩张的血管不能耐受这种改变,导致血管源性水肿,毛细血管破裂,脑实质出血。这一理论可解释某些术后数小时或数天内发生的颅内血肿和脑水肿。这种情况在手术病例中仅占3%～4%。

高流量的动静脉畸形由于动静脉短路分流严重,血流量大,血液流速快,供血动脉会逐渐扩张及变长,使周围脑组织的血液供应减少,但仍不能满足分流需要,故常通过脑底动脉环的吻合血管,向畸形血管盗血。如一侧大脑中动脉动静脉畸形,可有同侧大脑前动脉,甚至椎—基底动脉系统的盗血现象,使远离动静脉畸形部位的脑组织供血也减少。

(二)动静脉畸形的部位和分类

按部位脑动静脉畸形可分为 6 个区域,即硬脑膜、单纯皮质、皮质至脑室、半球深部、小脑及脑干。以上部位中,浅部的手术较容易;深部者较困难,且有一定危险;位于脑干者最危险。浅部功能区的手术容易出现神经功能障碍。

Stein 按部位将脑动静脉畸形分为以下几型。

1.表浅型(软膜、皮质)

主要累及脑膜及皮质。

2.深或中央型

累及皮质下灰质及邻近的白质。

3.髓质型

主要累及髓质动脉及静脉。

(三)临床表现

小的动静脉畸形常无症状,甚至动静脉畸形相当大也可无症状。除非出血或引起癫痫才被发现,绝大多数是出血后才诊断出来,其次是寻找癫痫原因被发现的。有的由于长期顽固性头痛而被发现。其症状因动静脉畸形的部位、大小、有无出血或缺血等而定。

1.出血

这是脑动静脉畸形最常见的症状,占 52%～77%,50% 以上在 16～35 岁发病。出血的最常见危险因素是以前发生过出血和深静脉引流,此外过高的供血动脉压力、引流不畅、合并动脉瘤、男性患者及小的病灶也被认为是出血的危险因素。出血与季节无关,通常发生在正常活动时。妊娠期间的出血危险增加。出血可至脑实质或脑室内和蛛网膜下腔。血管畸形的大小、部位与出血的发生有关,很大的动静脉畸形比小的动静脉畸形出血少,中心型动静脉畸形较边缘型易出血。因是扩张的静脉出血,所以不像动脉瘤出血那样剧烈。一般出血不多,大量出血仅占 16%。脑动静脉畸形患者如任其自然发展,年出血率为 2%～4%,约 50% 的患者一生中会发生出血;第一次出血约有 10% 死亡,以后每 10 年由于再出血死亡也为 10%。

2.癫痫

可在颅内出血时发生,也可单独出现。27%～38% 的患者以癫痫为首发症状。癫痫的原因是动静脉短路使脑局部缺血,邻近脑组织胶质样变,颞叶动静脉畸形的点火作用。癫痫大发作与局灶性癫痫的发生率几乎相等,精神运动性发作与小发作较少出现,一般由病变和出血的位置和范围而定。

3.头痛

多数是颅内出血的结果,除此而外,约15%没破裂的动静脉畸形患者有持续性或反复发作性头痛,往往是顽固性头痛。头痛与动静脉畸形部位符合的仅占13%~36%,所以定位意义不大。

4.局灶性神经功能症状

约10%的动静脉畸形可表现为不同程度的局灶性神经功能症状。由血管畸形部位、血肿压迫、脑血液循环障碍及脑萎缩区域而定。如额叶动静脉畸形引起智力及情感障碍;基底核区动静脉畸形引起肢体运动障碍等。

5.其他症状

颅内吹风样血管杂音占所有动静脉畸形患者的2.4%~38%,精神症状的发生率为30%~72%,婴儿及儿童可能因为颅内循环短路出现心力衰竭。

(四)诊断

动静脉畸形的诊断依靠脑血管造影或磁共振扫描。CT扫描也有帮助,还应结合临床症状、体征及其他检查手段来全面考虑。

1.脑血管造影

蛛网膜下腔出血或自发性脑内血肿应行脑血管造影或磁共振血管成像(MRA)。对于大的动静脉畸形应行双侧颈动脉及椎-基底动脉造影,有时还需要做超选择性供血动脉造影,以全面了解供血动脉、引流静脉及盗血情况。脑动静脉畸形的动脉血不经过毛细血管网而直接进入静脉系统,由动脉注射造影剂后很快(<1.5s)即能见到引流静脉。这种直接的短路造成以下后果:①静脉淤滞,大量动静脉分流使得静脉窦内血液淤积,造成皮质静脉淤滞。②盗血,大量的动静脉分流使动静脉畸形周围的脑组织缺血。③脑动静脉畸形的管壁薄,再受到血液压力易于扩张,引流静脉扩大最明显,甚至局部扩张形成静脉瘤。④长期的静脉淤滞,可能造成静脉窦梗阻。

Lasjaunias等(1986年)行颅内超选择性血管造影,见畸形血管结构如下:①动脉直接输入病灶(血管团)。②动脉发出分支输入病灶。③与血流有关的动脉扩张形成动脉瘤。④发育不良性动脉瘤。⑤直接的动静脉瘘。⑥病灶内的动脉扩张形成动脉瘤。⑦病灶内的静脉扩张形成静脉瘤。⑧引流静脉扩张。

富于血管的脑肿瘤与脑动静脉畸形有时不易区别。其在血管造影上的鉴别点如下:①动静脉畸形有异常血管团,血管浓染,肿瘤血管染色淡。②动静脉畸形血管短路,动脉期即可见静脉出现。肿瘤罕见。③动静脉畸形供血动脉、引流静脉明显增粗及纡曲,肿瘤仅动脉轻微扩大,静脉改变不明显。④动静脉畸形仅有出血、形成血肿才有占位效应,肿瘤本身即有占位效应。

2.CT 扫描

动静脉畸形无血肿者,CT 平扫可见团状聚集或弥散分布的蜿蜒状及点状密度增高影,其间则为正常脑密度或小囊状低密度灶。此外动静脉畸形钙化常见,呈点状或小结节状。

3.磁共振成像(MRI)及磁共振血管成像(MRA)

MRI 可见蜂窝状或葡萄状血管流空低信号影(快速血流),对动静脉畸形的供血动脉、病灶、引流静脉、出血、占位效应、病灶与功能区的关系均能做出判断。

(五)治疗

脑动静脉畸形的治疗主要包括:①动静脉畸形切除术;②介入栓塞术;③放射外科治疗。

治疗的目的:①阻断供血动脉及去除畸形血管团,解决及预防出血;②治疗癫痫;③消除头痛;④解决盗血,恢复神经功能。

Pean 首次成功切除动静脉畸形,到目前为止手术切除动静脉畸形仍是彻底治疗这种疾病的最好方法,被认为是金标准。切除畸形血管只要尽量靠近病灶,保护功能区皮质特别是在显微镜下小心操作,切除后不会影响重要的神经功能。应行显微外科手术切除动静脉畸形,对于巨大的高流量动静脉畸形勿企图用一次手术完全切除,因为有发生"正常灌注压突破"的危险。可采用分期手术或逐步栓塞术,或两者并用。

1.时机选择

急诊切除动静脉畸形的死亡率及并发症发生率均高。如症状没有威胁生命则应等行全面检查评估及继发性脑损伤恢复后再治疗;如出血威胁生命则应立即手术,可能时应连动静脉畸形一并切除,如不能切除应择期手术。

2.适应证

目前认为有症状的动静脉畸形应予以治疗,而没有症状的动静脉畸形应结合患者的年龄、生理心理状况及动静脉畸形病变本身的特点及发展、治疗的风险综合考虑是否治疗。

以下几种情况是治疗的绝对适应证:①动静脉畸形有大量出血或多次小量出血;②顽固性癫痫,药物不能控制者;③顽固性头痛不能缓解者;④精神、智力障碍进行性发展者。

　　以下情况可考虑治疗：①合并灶旁动脉瘤者；②动静脉畸形供血动脉、引流静脉呈高流量而引流不畅、循环时间延长者；③患者因病变心理压力大，而病变位于非功能区者。

　　3.治疗方法的选择

　　治疗方法的选择有争议，应根据患者的年龄、出血的表现、畸形血管团的特点及深动脉供血情况综合考虑治疗方案。有学者认为，Spetzler－Martin 分级 1～2 级的动静脉畸形建议手术切除，3 级的患者选择综合治疗，而没有症状的 4～5 级的患者建议不治疗。

　　4.手术治疗

　　(1)寻找动静脉畸形的方法：以前认为沿着引流静脉或供血动脉及出血形成的血肿寻找畸形血管团，随着神经影像学的发展，现可在多功能手术室进行手术，术前根据功能 MRI 检查确定功能区、传导束的位置及与畸形血管团的相对关系。术中在导航指引下切除病灶，还可以行术中荧光造影或脑血管造影检查进一步明确供血动脉及引流静脉，明确畸形血管团是否有残留。

　　(2)畸形血管团切除的基本方法：对于很小的病变，特别是位于皮质表面的动静脉畸形，可电凝使之完全闭塞。局限于额极或颞极的大的动静脉畸形可距畸形病灶约数毫米处切除。精确地沿动静脉畸形边缘切除，这是最主要而又常用的方法。先阻断皮质到畸形血管团的供血动脉，用双极电凝和吸引器在畸形血管团与正常脑组织之间轻柔牵开和吸引，遇到较深的供血动脉分离清楚后电凝切断。至少保留一条主要引流静脉直至大多数动脉供应被切断。最棘手的问题是供血动脉主要位于畸形血管团的最深处，难以接近。电凝供血动脉时应注意电凝要确实，电凝血管长度为血管直径的 3～5 倍，然后再切断。供血动脉直径大于 1mm 时，应先以特别小的动脉夹毕后再电凝剪断。

　　(3)功能区及深部动静脉畸形的手术：包括半球内侧面、扣带回、胼胝体、脑室周围区、脑室内脉络丛、外侧裂，以及优势半球的颞、枕叶底面的动静脉畸形。这类动静脉畸形手术较为困难，容易造成术后并发症，手术治疗要慎重。

　　5.放射外科治疗

　　立体定向放射外科治疗为动静脉畸形提供了一个好的治疗方法，报道显示约 80％直径小于 3cm 的病灶可通过放射外科治疗痊愈。从治疗到完全闭塞为 2～3 年，在病灶闭塞前并不能避免病灶出血。

　　6.血管内介入治疗

　　单独血管内介入栓塞治疗动静脉畸形完全闭塞率较低，通常作为姑息治疗，或者是在手术切除、放射外科治疗前的辅助治疗。

（六）并发症

手术后估计可能出现"正常灌注压突破现象"的患者，可维持全身适度低血压4～7d，以避免术后严重脑水肿或脑出血。如果术后术野出血，一般提示仍有残余动静脉畸形。术后1～2周应常规复查脑血管造影。如需再次手术，应在CT证实脑水肿已消失或临床症状缓解后再施行。

（七）预后

报道初次症状性出血的死亡率为6%～29%，每年并发症和死亡率约为2.7%，颅后窝病变有更高的并发症和死亡率风险。23%～44%的患者有再出血，再出血的死亡率为12%～15%。手术治疗癫痫的效果不佳，而药物治疗效果较为满意。1～3级的患者手术死亡率和并发症发生率很低，而高级别的患者手术死亡率和并发症发生率较高。影响手术效果的因素很多，如病变大小、深浅、部位，供血动脉的来源及多少，引流到静脉系统的方式及静脉本身的畸形，术前神经功能障碍的程度和患者健康状况，麻醉选择，显微手术技巧，手术者个人经验等。

二、海绵状血管畸形

（一）病因病理

海绵状血管畸形病因不明确，其实质是畸形血管团，血管团的供血动脉和引流静脉为正常管径的血管，病灶内的压力大于颅内压而小于动脉压，血液速度缓慢，故脑血管造影不能显示畸形血管团病灶。血液滞留也是畸形血管内形成血栓和钙化的原因。海绵状血管畸形可缓慢生长，且可以出现新发病灶。外观常为紫红色，表面呈桑椹状，剖面呈海绵状或蜂窝状。其血管壁由单层内皮细胞组成，缺少肌层和弹力层，管腔内充满血液，可有新鲜或陈旧血栓。异常血管间为疏松纤维结缔组织，血管间无脑实质组织。

海绵状血管畸形可发生在中枢神经系统的任何部位，如脑皮质、基底核和脑干等部位（脑内病灶），以及颅中窝、海绵窦、视网膜和颅骨等部位（脑外病灶），但多数病变位于幕上。约19%的病例为多发病灶，多发病灶患者常合并身体其他脏器海绵状血管畸形。病变的质地与急性血管团内的血液含量、钙化程度和血栓大小有关，可软可硬。病灶周围脑组织有胶质增生和黄色的含铁血黄素沉积。这种含铁血黄素是脑皮质型海绵状血管畸形引起患者癫痫的原因之一。

（二）临床表现

多数海绵状血管畸形可能终身没有症状。因病灶侵犯部位不同而有不同的症状，主要有癫痫（39％～79％）、出血、头痛和局灶性神经功能障碍，约 24％ 病灶可以没有症状。单发海绵状血管畸形癫痫年发生率约为 1.5％，多发病灶癫痫年发生率约为 2.5％；单发海绵状血管畸形出血年发生率为 0.3％～0.7％，多发病灶出血年发生率约为 1.1％。女性容易发生出血，约为 6.7％。30.7％ 的再次出血发生在首次出血后 48 个月内。尽管 22％ 的患者因出血发生神经功能障碍，但极少发生威胁生命的出血。报道显示预后差的危险因素包括病变生长、再出血、新发病变、妊娠、家族型病变、没有彻底切除的病变、合并静脉畸形病变及位于第三脑室、基底核区、脑干的病变。

（三）辅助检查

1.CT 扫描

表现为富含血管的占位征象。脑外病灶平扫时呈边界清晰的圆形或椭圆形等密度或高密度影，注射对比剂后病灶有轻度增强，周围无水肿。如病灶有出血，可见高密度影像。脑内病灶多显示边界清楚的不均匀高密度区，常有钙化斑，注射对比剂后轻度增强或不增强。CT 骨窗像可显示病灶周围骨质破坏情况。

2.MRI 扫描

MRI 检查是诊断海绵状血管畸形的特异方法。病灶与周围脑组织有明确的边界，呈圆形。病灶在 T_1 加权像呈等信号，在 T_2 加权像或注射对比剂后呈高信号，病灶内有混杂低信号，病灶周围有环形低信号带。这种低信号改变是含铁血黄素的影像学改变，具有特征性，是诊断海绵状血管畸形的重要依据。脑外病灶不呈现周围低信号带。

3.脑血管造影

多表现为无特征的乏血管病变，在动脉相很少能见到供血动脉和病理血管；在静脉相或窦相可见病灶部分染色。海绵状血管畸形为富含血管的病变，在造影上不显影的原因可能为供血动脉太细或已有栓塞，病灶内血管太大、血流缓慢使造影剂被稀释。因此，晚期静脉相有密集的静脉池和局部病灶染色是此病的两大特征。

（四）诊断与鉴别诊断

海绵状血管畸形主要与脑膜瘤、动静脉畸形鉴别。影像学上，脑内圆形病灶、有混杂密度（代表有不同程度的出血）、MRI 的 T_2 像有含铁血黄素沉积是海绵状血管畸形的特点。

（五）治疗

1.手术治疗

手术切除病灶是症状性海绵状血管畸形的根本治疗方法，而无症状的病变可观察。病灶反复小量出血、癫痫和重要功能区的占位效应，是海绵状血管畸形手术适应证的主要考虑因素。对于很小的病灶，可随访观察。有明确的反复出血史，或有明确的癫痫发作，应积极选择手术治疗。对儿童患者更应采取积极的手术态度。对于脑干及基底核区病灶需要充分评估患者的症状和手术风险综合考虑治疗策略。

脑内型海绵状血管畸形可以分为脑皮质癫痫型和脑深部型。对于深部的小病灶，准确地寻找病灶非常重要，建议在神经导航下切除；邻近功能区如脑干、基底核区病灶可在多功能手术室进行手术，术前根据功能 MRI 检查确定功能区、传导束的位置及与病灶的相对关系，术中在导航指引下切除病灶。病灶位于脑皮质，由于病灶本身和含铁血黄素的作用，可引起患者癫痫。因此，在手术切除海绵状血管畸形的同时还应该切除病灶周围的含铁血黄素层，这是减少术后癫痫的根本方法。脑深部病灶，如基底核区和脑干病灶，病灶的占位效应和间断性出血，产生功能破坏，含铁血黄素本身不引起临床表现。故在手术切除病灶时，含铁血黄素层是手术界面，只切除病灶，保留含铁血黄素层，以免加重术后神经功能障碍。上述两种类型的海绵状血管畸形在手术切除时，病灶本身出血很少，此点与颅中窝病灶切除有明显不同。

对于颅中窝的病灶多采用颞部入路，以往有采用硬膜下入路，现认为颅中窝海绵状血管畸形是硬膜外病变，适合经颧弓硬膜外入路切除。硬膜外入路对于出血容易控制，手术全切除率高，并发症相对较少。

2.放射外科治疗

有报道放射外科治疗颅中窝海绵状血管畸形有效，而该类病灶与海绵窦关系密切，手术切除较为困难，因此颅中窝海绵状血管畸形的治疗有建议行放射外科治疗控制。对于脑内海绵状血管畸形放射治疗效果有争议，治疗并不能降低出血的发生率，且迟发性放射反应较为严重。

（六）并发症

脑内海绵状血管畸形手术切除一般较为安全。基底核及脑干等功能区病灶切除可能出现术后神经功能障碍。颅中窝病灶切除后海绵窦内脑神经功能障碍发生率较高。

（七）预后

海绵状血管畸形可生长、新发并多次出血，但出血后少见严重神经功能障碍或死亡。一般认为，幕下病变较幕上病变有更高的致残率，多次出血也有更高的致残率。而幕上病变和多发病变是癫痫的危险因素，但这类癫痫药物治疗效果较好。一般认为脑内病灶全切除后可避免再出血，多数癫痫可完全缓解。

第三节　高血压脑出血

一、定义

高血压性脑出血是因高血压伴发的颅内小动脉粥样硬化性病变在血压骤升时破裂所致的出血。

二、诊断依据

1.年龄

好发年龄在 50～70 岁，有高血压和动脉粥样硬化史。

2.临床表现

（1）一般症状：急骤发病，初为急性颅内压增高表现，可伴有失语、偏瘫，继之进入昏迷状态，严重的可在短时间内发生脑疝（瞳孔散大、病理呼吸、去大脑强直）而死亡。

（2）神经定位征：常在发病后半小时内出现体征。

1）壳核出血：最常见，出血累及内囊和（或）外囊，有典型的"三偏征"。①偏瘫：出血对侧中枢性面瘫、不完全或完全性偏瘫；②偏身感觉障碍；③偏盲并有双眼同向凝视，累及优势半球的可伴有失语。

2）丘脑出血：表现为"三偏征"，同时伴有眼球运动障碍和 Horner 征，出血可破入脑室。

3）皮质及皮质下出血：多以抽搐发病，昏迷较少见。

4）小脑出血：眩晕、呕吐症状较显著，可伴有眼球震颤和共济失调，易发生脑积水。

5）脑干出血：90％位于脑桥，发病后迅即进入深昏迷，表现为呼吸循环不稳定，瞳孔呈"针尖"样,伴有四肢瘫、中枢性高热。死亡率极高。

6)脑室出血:多数情况下出血破入脑室使病情进一步恶化,表现为不同程度的意识障碍、脑膜刺激征、中枢性高热和急性脑积水,甚至急性肺水肿和严重心律失常。

3.头颅 CT 扫描

是确诊脑出血的首选检查,新鲜出血为脑内高密度、边缘清晰、有占位效应的病灶,吸收期血肿边缘模糊,周边有水肿带。阅片时应明确血肿部位、出血量、占位效应(中线移位、脑室脑池受压等)、是否破入脑室、周边水肿带以及有无急性脑积水或蛛网膜下腔出血等。

按以下公式估算血肿量:血肿量(厘米^3)＝血肿最大层面的长径(厘米)×血肿最大层面的宽径(厘米)×整个血肿层厚(厘米)×0.5。

三、鉴别诊断

1.出血性脑梗死

有脑梗死病史,出血区内为混杂密度影,CT 值不如脑出血高。

2.动脉瘤破裂

表现为蛛网膜下腔出血,血肿部位与动脉瘤部位一致,很少见于壳核和丘脑等高血压脑出血好发部位。对怀疑动脉瘤的病例,应行脑血管造影检查。

3.脑动静脉畸形(AVM)

多见于青少年或青壮年,很少见于高血压性脑出血的好发部位。MRI 检查可见到局部有异常血管流空影,脑血管造影对诊断有决定性意义。

4.海绵状血管瘤

临床症状较轻,可表现为癫痫、局灶性神经功能障碍等。CT 扫描可见密度更高的钙化灶。MRI 检查具有诊断价值,T_1 像呈等信号或混杂信号,T_2 像呈高信号,周围因含铁血黄素沉积呈低信号环影,病变可不同程度强化。

5.颅内肿瘤出血

出血可使病情在原有症状基础上突然加重,也可为首发症状。增强的头颅 CT 和 MRI 扫描具有诊断意义。

6.其他脑内出血

应考虑的鉴别诊断有脑动脉淀粉样变、脑外伤、凝血机制障碍等。

四、治疗

1.一般处理

(1)密切观察病情变化,有条件的住重症监护病房。

(2)体位:绝对卧床,抬高头位,有意识障碍的应定时翻身。被动活动肢体防止发生深静脉血栓、压疮和失用性肌肉萎缩。

(3)呼吸道管理:及时清除呼吸道和口腔分泌物、呕吐物,防止舌后坠。定时翻身拍背、雾化吸入和吸痰,预防坠积性肺炎。如估计昏迷时间较长可作预防性气管插管和(或)气管切开,并留置鼻饲管。

(4)支持治疗:加强营养,纠正水、电解质和酸碱平衡紊乱。可鼻饲瑞素、能全力、匀浆奶等,也可同时或单独给予静脉营养如脂肪乳、氨基酸、水乐维他等。

(5)对症治疗:酌情应用止痛、镇静药物,高热患者应予以物理和药物降温治疗。

(6)应用润肠通便药物,咳嗽者予以止咳药物。

2.内科治疗

(1)控制颅内压:20%甘露醇脱水作用最强,但有肾损害等不良反应,可以125～250mL 静脉快速输注,每 6～8h 一次。甘油果糖作用次之,用法同上,肾损害小。利尿性脱水剂如呋塞米可与甘露醇等合用增强其脱水作用,同时有降血压作用。

(2)控制血压:血压应维持在 160/100mmHg 以下,高于上述水平应给予药物降压。如硝普钠 50mg 加入 500mL 的 5%葡萄糖注射液以 10～30 滴/分静脉滴注或以 0.25～10μg/(kg·min)的滴速持续静脉泵入。压宁定可先行静脉注射 25～50mg,待血压下降 2min 后,静脉维持给药,给药方法是将 50～250mg 的药物加入到 100～500mL 的静脉输液中或 25mg 稀释到 50mL 静脉泵中泵入,初始输入速度为 2mg/h,可根据血压情况调整至 9mg/h。硝酸甘油 5～10mg 入 5%葡萄糖注射液 500mL 以 10～30 滴/分静脉滴入或静脉泵入。卡托普利 12.5mg 口服,每日3 次。硝苯地平 10mg 口服,每日 3 次。

(3)止血剂和抗纤维蛋白酶制剂的应用:立止血、6-氨基己酸、氨甲苯酸等能够促进动脉破裂口处的凝血过程或抑制纤溶过程,同时防止消化道出血和治疗有出血倾向的患者。

(4)肾上腺皮质激素:有助于减轻脑水肿。地塞米松 10～30mg/d 静脉注射,甲泼尼龙0.2～1.0g/d静脉输入。

（5）防止应激性溃疡：法莫替丁 40mg 静脉注射，每日 1～2 次。奥美拉唑 40mg 静脉注射，每日 1～2 次。复合微生态制剂 1 包口服，每日 3 次。

（6）防止癫痫发作：苯妥英钠 100mg 口服，每日 3 次；苯巴比妥 100mg 肌内注射，每日 3 次；地西泮 10mg 肌内注射，每日 3 次。丙戊酸钠 800mg 静脉注射作为负荷量，然后以 1600mg/d，持续 24h 静脉泵入，体重轻者或儿童可酌情减量至 1200mg/d，连续用药 3～4d 后改为口服丙戊酸钠 500mg，每日 2 次。

（7）抗生素：明确诊断合并肺炎者可根据痰培养、药敏结果选择应用抗生素治疗。

（8）改善脑代谢药物：纳洛酮、ATP、辅酶 A、细胞色素 C、胞磷胆碱、醒脑静等用于催醒和神经功能的恢复。

3.手术治疗

（1）适应证。

1）壳核出血：出血量＞30mL，有意识障碍，有或无一侧脑疝形成而无手术禁忌者；经内科治疗无效、病情继续加重为浅中度昏迷者；出血破入脑室或脑室内铸型者。

2）各脑叶的出血量大于 30mL，伴有中线移位或周围水肿严重者。

3）小脑出血量＞10mL，颅内压增高，小脑症状明显，病情呈进行性加重者；血肿较小但压迫或破入第四脑室，引起急性梗阻性脑积水。

4）脑干出血超过 5mL，临床症状呈进行性加重者或血肿接近脑干表面，有破入脑室或蛛网膜下腔的危险。

5）血肿量在 15～30mL，最大径 2～3cm 的丘脑出血经密切观察保守治疗无效，出现意识障碍者；血肿量超过 30mL，血肿最大径超过 3cm 的。

（2）禁忌证。

1）年龄超过 70 岁的深昏迷患者。

2）脑疝晚期，双侧瞳孔已散大，有去大脑强直、病理性呼吸及脑干继发性损害。

3）生命体征不稳定者，如血压过高（＞200/120mmHg）或过低、高热、呼吸不规则等；有严重心、肝、肺、肾、血液等器质性病变如合并严重的冠心病或供血不足、肾衰竭、呼吸道不畅、高热及肺部严重并发症。

4）脑干血肿量少于 5mL，患者情况良好的。

5）小脑出血量在 10mL 以下，临床症状轻微的。

6）大脑脑叶出血量少于 30mL，患者意识清醒，神经功能障碍较轻者。

（3）手术方法。

1）开颅血肿清除术，必要时去骨瓣减压，目前主张微创手术。

2）锥颅穿刺抽吸血肿。

3）立体定向脑内血肿穿刺吸除术。术中酌情在血肿腔置管引流，术后如无禁忌可经引流管注入尿激酶来促使血肿液化和排出，方法是：尿激酶 10 000U 溶于 3mL 生理盐水中注入血肿腔，夹管 1～2h，然后开放引流。可反复给药，每日不超过 3 次，至引流液减少或变清。

第四节　缺血性脑血管病

在全球范围内，脑卒中是仅次于心血管疾病、恶性肿瘤的第三位导致人类死亡的疾病，更是导致成人残疾的第一位疾病。而根据近期我国卫计委的调查，脑卒中已经成为导致国人死亡的第一位疾病。随着人们生活水平的不断提高，其发病率还在逐年上升。而缺血性脑血管病占脑卒中的 70% 以上，目前对此病死亡率的控制、残疾后的康复以及再次脑卒中的控制仍然不尽人意。死亡率仍高达 30% 以上，约 1/3 的患者失去了生活自理能力，而存活者中约 3/4 不同程度地丧失劳动力。脑卒中的高发病率、高致残率、高死亡率及高复发率使得脑血管病的防治已经成为亟待解决的课题，并越来越受到政府及国内外医学界特别是神经学界的重视。

一、急性缺血性脑卒中的外科治疗

急诊就诊的自发性突发神经功能损害的患者，约 5% 为癫痫、肿瘤或精神心理障碍，15%～25% 为出血性脑卒中（包括自发性脑出血、蛛网膜下腔出血、静脉梗死、出血性烟雾病、凝血机制障碍等），另外约 70% 以上为缺血性脑卒中。广义的缺血性脑卒中包括短暂性脑缺血（TIA）发作和脑梗死。下面重点介绍急性缺血性脑卒中的血管内治疗和外科治疗，有关急性缺血性脑卒中的静脉溶栓治疗将不做描述。

（一）发病原因和危险因素

急性缺血性脑卒中的病因有多种，但究其深层原因主要有栓塞、血栓形成和系统性或局部的低灌注。缺血性脑卒中病因学的 TOAST 分型包括大血管粥样硬化性、心源栓塞性、小血管闭塞性、其他原因所致的缺血性脑卒中及不明原因的缺血性脑卒中这五大类。缺血性脑卒中的可控危险因素包括高血压、心脏病、糖尿病、吸烟、高脂血症、心房颤动、肥胖、代谢综合征、酗酒等,不可控的因素包括年龄、性别和遗传因素。

脑卒中的临床方面有 OSCP 分型,分为完全前循环梗死、部分前循环梗死、腔隙性梗死和后循环梗死。

(二)临床和检查评估

急性缺血性脑卒中的患者需要争分夺秒快速诊治,"时间就是大脑"是临床医护人员必须时刻牢记的概念,急性缺血性脑卒中患者的检查评估主要包括一般检查和处理,包括迅速稳定患者的一般情况、快速逆转可能导致患者病情加重的原因、询问患者的发病情况和可能的危险因素、迅速排除出血性脑卒中、筛查溶栓治疗可能的禁忌证。这样才能缩短时间,挽救患者的生命和神经功能。

在询问病史和体格检查方面需要关注鉴别诊断的方面,突发的神经功能障碍还需要和脑出血、癫痫、晕厥、低血糖进行鉴别。患者是否有糖尿病,是否采用胰岛素或其他降糖药物,以往是否有癫痫病史,近期是否有外伤等都需要特别关注。NIHSS 评分是目前最常用的评估急性缺血性脑卒中病情的指标。

快速的平扫头颅 CT 是区别出血性脑卒中的关键,患者急诊接诊后在 45min 内完成检查和判断以便能够在 60min 内进行静脉溶栓治疗是近期指南的标准。急性缺血头颅 CT 的早期征象包括颅内大血管的非对称性高密度、灰白质交界的模糊、脑沟模糊消失、岛带征消失(岛叶灰质的低密度)、灰质低密度灶、豆状核低密度。ASPECTS 评分正常是 10 分,基底核水平的尾状核、豆状核、内囊、岛带、额叶后部、颞叶前部、颞叶后部(后三者均为 MCA 供血区)、侧脑室体水平的额叶前部、后部、顶叶皮质(这三者也是 MCA 供血区)有低密度病灶或者灰白质分界模糊(不包括脑肿胀)分别减去 1 分,最低为 0 分,ASPECTS≤4 分往往表示已经有大面积脑梗死,预后差。后循环 ASPECTS 评分也为 0~10 分,每分对应每一侧的丘脑、小脑半球、大脑后动脉供血区,中脑及脑桥各为 2 分,10 分表示没有任何低密度病灶,预后往往较好。每个部位的低密度缺血病灶或灰白质交界模糊(不包括脑肿胀)分别减去相应的分数,0 分最低,预后最差,出血转化的发生率也高。这样的半定量评分系统有助于临床预判。

溶栓前的必要检查还包括心电图,包括血小板计数的血常规、心肌梗死的血液学指标、生化电解质、肾功能、血糖、凝血指标、动脉氧饱和度。其他检查可针对患者的不同情况选择进行,包括肝功能、乙醇及毒物检测、妊娠试验、血气分析等,如果高度怀疑蛛网膜下腔出血而 CT 阴性需要做腰椎穿刺,怀疑癫痫的患者需要做脑电图。但静脉溶栓前必须有结果的辅助检查只需要头颅 CT 排除出血、血糖(可采用简单的手指血糖试纸检测)和动脉氧饱和度(外置式氧饱和度检测仪),不需等待其他的检查结果,如果其他检查结果出来后提示有异常,可再终止静脉溶栓治疗。

(三)血管内治疗

目前还没有很好的临床研究证据支持急性缺血性脑卒中的血管内治疗,因此血管内治疗不能延误静脉溶栓治疗的实施。对于静脉溶栓疗效不佳,超过了静脉溶栓时间窗,或者有静脉溶栓禁忌的患者可以考虑血管内治疗。血管内治疗的方式目前主要有动脉内溶栓、机械取栓再通、急诊支架成形术及多种方法的联合治疗。在治疗时间窗方面,目前主张发病 6h 内可进行动脉内溶栓治疗,取栓或者支架成形的治疗可延长到发病 8h 内,对于后循环的急性缺血性脑卒中,取栓或支架成形的时间窗可延长到 12h,甚至 24h。

1.机械取栓再通

急性血栓栓塞救治中,血管再通是影响临床结果的重要因素。相对于药物溶栓,机械血运重建方法避免了溶栓药物的使用,可以避免溶栓药物引起的出血并发症。因此对于大血管急性闭塞的患者,机械取栓溶栓治疗的潜力仍待尝试和验证。机械取栓碎栓技术包括最初的微导管导丝取栓碎栓,发展到 Merci、Penumbra、支架取栓器等机械取栓系统。其中 Merci 是第一代的取栓装置,是一种螺旋状的导丝取栓装置;Penumbra 为包含导管、碎栓器和冲洗抽吸泵的装置,而新一代的Solitaire、Trevo 等多是支架状的取栓器。最新的对照 Solitaire 和 Merci 取栓装置有效性的 SWIFT 研究显示,Solitaire 取栓支架有更高的血管再通率,临床的预后也更好,最新的指南中也提到,Solitaire 和 Trevo 支架取栓器的疗效优于 Merci 取栓器。目前有多项的取栓治疗急性缺血性脑卒中的临床研究正在进行中。

2.急诊支架成形术

中国人急性缺血性脑卒中伴有颅内狭窄的发生率高于白种人,颅内支架置入可以将血栓贴壁更快地重建血流,在结合球囊扩张成形下可以同时治疗狭窄,减少血管再闭塞,同时减轻闭塞段血管内皮细胞的损害。急性脑卒中支架辅助血管再通(SA-RIS)研究对 NIHSS≥8 分及发病时间 8h 内的患者进行颅内自膨胀支架置入治疗,总共纳入 20 例,其中支架置入后 60% 的患者血流重建达到 TIMI 3 级,另外 40% 的患者达到 TIMI 2 级、颅内症状性出血率为 5%。随访 1 个月时死亡率为25%,45% 的患者 mRS≤1 分,表明急诊支架置入进行血运重建取得很高的血管再通率。从目前临床资料来看,支架辅助联合其他血运重建方式将具有广阔的临床前景,但需要技术上的改进探索和随机对照临床研究的证实。

3.桥接式联合治疗

循证医学证实,发病 4.5h 内的静脉溶栓是有效治疗急性缺血性脑卒中的方法,其循证医学证据主要来源于美国的 NINDS 试验和欧洲的 ECASS 试验。而静脉溶栓治疗具有快速简单的特点,因此,在未证实血管内介入治疗优于静脉溶栓治疗的情况下,目前不能因为血管内介入治疗更高的血管再通率而舍弃静脉溶栓治疗,因此人们提出了尽快进行静脉溶栓,然后对于大动脉仍然未通的患者联合进行血管内的介入开通,即所谓的桥接式联合治疗。但最新的研究(IMS Ⅲ)并未证实后续的介入治疗能够提高患者的临床预后。美国心脏协会和卒中协会于 2013 年正式发布的急性缺血性脑卒中早期治疗指南中,首次推荐对静脉溶栓无效的大动脉闭塞患者,进行补救性动脉内溶栓或机械取栓术治疗,紧急血管成形术和支架置入术可用于某些特定情况,如某些颅外段颈动脉或椎动脉粥样硬化或夹层等引起的急性缺血性脑卒中。

(四)主要并发症和评估

急性缺血性脑卒中的主要并发症包括缺血性脑水肿、出血转化、癫痫等。颅内出血可来源于机械性操作引起的出血,这种出血往往位于蛛网膜下腔,而脑实质的出血主要来源于梗死出血转化,溶栓或抗凝药物引起的出血。急性缺血性脑卒中即使没有进行溶栓治疗,仍然有部分患者发生颅内出血,出血的危险因素包括病情重、梗死面积大、高龄、CT 显示早期缺血梗死迹象、心源性脑卒中、高血糖等。溶栓或血管内介入开通可能增加患者的出血概率,其症状性颅内出血发生率约 6%。

目前,将急性缺血性脑卒中治疗后的脑出血分为出血性梗死(HI)和脑实质血肿(PH),其中前者出血均在梗死区域内或边缘,没有占位效应,后者均有占位效应。

治疗 24h 内需要严密监测患者的一般生命体征和神经功能状态(应包括 NIHSS 评分),治疗后即刻和 24h 应检查头颅 CT,术后 3d 内出院前完成头颅 MRI 检查,出院前再次评估 NIHSS 评分,3 个月随访时评估患者的 MRS 评分。治疗 3 个月时患者是否能够生活自理(MRS≤2)是最重要的评价指标。

(五)急性缺血性脑卒中的去大骨瓣减压术

颅内外大血管的急性闭塞如果缺乏足够的代偿,没能及时再通,就会发生大面积的脑梗死和脑水肿,早期 CT 低密度,弥散加权 MR 显示的病灶或者灌注成像无灌注区如果超过大脑中动脉供血区 2/3 的患者容易发生脑疝,这样的患者可出现进展性的意识障碍,死亡率高达 50%～70%,脑疝进一步使脑梗死扩展到大脑前和大脑后供血的区域。是否采用去大骨瓣减压治疗这种恶性脑梗死存在争议,多项研究显示 48h 内的去大骨瓣减压手术能够将死亡率从 80% 降低到约 30%，并有利于存活者的生存质量，但多数存活者伴有重度残疾。因此，对于恶性脑梗死的患者，最新指南推荐进行幕上或幕下的早期去大骨瓣减压术，但对于老年患者需要审慎，术前应充分和家属沟通可能的不良预后。

二、脑动脉粥样硬化狭窄的外科治疗

（一）动脉粥样硬化狭窄的病理生理

病理上可将动脉粥样硬化分为 5 期：内膜－中膜增厚期、斑块形成期、血管重构期、血管狭窄期和血管闭塞期。

粥样硬化斑块的成分主要有细胞外基质、胆固醇结晶、钙化组织、巨噬细胞、泡沫细胞、单核细胞、淋巴细胞、平滑肌细胞、血小板及血栓等组成。粥样硬化斑块由较柔软的脂质核心和外表的纤维帽组成，脂质核心的游离胆固醇及胆固醇结晶来自血液浸润入动脉壁的脂质以及泡沫细胞凋亡所释放的脂质。纤维帽主要由胶原蛋白、纤维蛋白及糖蛋白组成，纤维帽可以避免血液直接和脂质核心接触。随着疾病的发展，特别是炎症破坏及血流的冲击，纤维帽可以发生破裂，血流冲击脂质核心可以造成碎片的脱落，也可以形成夹层或斑块溃疡，脂质核心还可以促进血栓形成，斑块表面释放的多种活性组织因子也容易诱导血小板聚集及血栓形成。

易损（或称为不稳定性粥样）硬化斑块的概念来自冠状动脉粥样硬化的临床研究，目前的研究认为不稳定性粥样板块的特征有：①偏心的管腔边缘；②较大的脂质坏死核心（>40%）；③较薄的纤维帽；④局部内皮功能紊乱、促凝活性增加；⑤巨噬细胞增多、活性增强，活化 T 淋巴细胞、肥大细胞增加；⑥新生血管增加；⑦平滑肌细胞减少；⑧炎性标志物增加；⑨基质金属蛋白酶表达增强；⑩局部凝血酶及组织因子增加；⑪微血栓形成；⑫局部血流动力学紊乱等。

颅外脑供血动脉狭窄主要位于颈总动脉分叉及颈内动脉起始段、锁骨下动脉、椎动脉的起始段。颅内动脉狭窄最多见的部位为大脑中动脉主干、椎动脉入颅段及椎－基底动脉汇合部、基底动脉中段、颈内动脉床突上段。

脑动脉狭窄引起缺血性脑卒中主要来源于血栓栓塞事件、狭窄远端的低灌注及穿支血管开口的闭塞等。低灌注性动脉狭窄是目前外科治疗最主要的适应证。

（二）脑动脉狭窄闭塞的临床表现

前循环脑动脉狭窄引起的缺血症状主要有对侧偏身及肢体出现乏力、麻木、失语及发作性黑蒙（视网膜或视觉皮质缺血），后循环椎基底动脉系统狭窄可以导致发作性共济失调、步态不稳、眩晕、猝倒及脑神经损害和交叉性偏瘫。

　　大脑中动脉狭窄可以表现为发作性的对侧肢体偏瘫、感觉障碍,上肢的偏瘫往往重于下肢,优势侧大脑中动脉狭窄引起上干供血不足、栓塞或上干本身狭窄缺血可以出现运动性失语,和(或)语言形成困难及失写,优势侧大脑中动脉下干的缺血或栓塞可以出现感觉性失语、失读及偏盲。单纯的大脑前动脉狭窄比较少见,可出现以下肢为重的偏瘫及感觉障碍。椎动脉狭窄后的后循环血供可以通过后交通或颅外动脉的吻合支进行代偿,出现失代偿时可以表现为发作性头晕、眩晕、同侧共济失调及对侧肢体乏力、黑蒙、猝倒、语言含糊、眼球震颤、复视及吞咽困难等。严重时可以引起网状激活系统缺血,出现意识障碍。眩晕是后循环缺血常见的临床表现,应注意和其他疾病引起的眩晕进行鉴别,特别是中耳及内耳原因引起的眩晕的鉴别。基底动脉狭窄引起眩晕是常见的临床表现,如果存在前循环的代偿不足还可出现枕叶缺血,表现为黑蒙及视野缺损。基底动脉尖部综合征表现为情感和行为障碍、眼球运动障碍、瞳孔异常及构音障碍。如后交通动脉缺如,椎-基底动脉严重供血不足可能导致枕叶梗死,出现皮质性失明。单纯的大脑后动脉狭窄少见,大脑后动脉供血不足主要因为椎-基底动脉供血不足而又没有前循环的代偿。大脑后动脉缺血主要影响枕叶及颞叶内侧,可出现同向偏盲、象限性偏盲、感觉障碍及近记忆障碍。造影中发现小脑后下动脉开口狭窄并不少见,小脑后下动脉缺血还主要来自同侧椎动脉狭窄而对侧椎动脉发育不良。某些患者因为椎-基底动脉交界处严重狭窄或闭塞而椎动脉只供应同侧的小脑后下动脉,小脑后下动脉供血区域的缺血可以有同侧小脑上动脉的吻合代偿。小脑后下动脉缺血典型的临床表现为 Wallenberg 综合征。

　　狭窄部位听诊杂音:在颈总动脉分叉部听到收缩期增强的连续性吹风样杂音,听诊器适度压迫后听诊可以提高阳性率。锁骨下动脉狭窄也可能听到血管杂音。

　　双侧上肢的血压测量对比是诊断锁骨下动脉严重狭窄或闭塞的简易有效方法,如果双侧上肢的血压相差超过 20mmHg,往往提示低血压侧锁骨下动脉的严重狭窄或闭塞。

(三)影像学评估

　　颈动脉狭窄患者的筛选多采用双功能颈动脉彩超检查,为避免遗漏彩超无法探测部位的狭窄(C_2 水平以上、颅内动脉狭窄),可以结合 MRA 或 CTA。双功能彩超检查结合了二维 B 超及多普勒分析,从超声二维形态学及多普勒血流分析两方面分析颈动脉狭窄,具有简便、经济、快速、可重复性等优点,在临床上得到了广泛的采用,超声检查还可以用于颈动脉狭窄血管成形支架置入后的随访,容易被患者接受。超声检查还可以分析粥样硬化的特征,如斑块的形态、是否有溃疡、是否均质、是低回声还是强回声等。通常均质性、扁平型斑块相对稳定,而溃疡型、低回声、不规则形斑块为不稳定型。经颅超声多普勒是无创的评估颅内动脉狭窄和侧支循环情况的有效方法。

1.CT、CTA 及灌注 CT

CT 检查可以观察是否有颅内出血及较明显的脑梗死,但对较小的梗死难以判断,通常用于急性期排除出血的检查。CTA 是一种非创伤性的血管学检查方法,成像简单快速,对颈动脉狭窄的钙化分析尤其有优势;灌注 CT 可以敏感地显示是否存在狭窄供血区的低灌注,随着多排螺旋 CT 的采用,可以快速简便地对脑缺血做出早期诊断,特别适合于急诊检查。CTA 也可用于斑块切除术或支架成形术后的随访。

2.MR、MRA、弥散及灌注 MR

MR 检查对梗死最为准确敏感,特别是 Flair 序列(水抑制反转恢复成像)可以避免脑室及脑沟、脑池脑脊液信号的干扰,清晰地显示脑梗死灶;而弥散加权 MR可以更早地显示急性脑梗死灶,同时可以鉴别急性或慢性脑梗死;灌注 MR 同样可以分析脑血流量(CBF)、脑血容量(CBV)、平均通过时间 MTT 等参数,分析脑供血情况。MRA 在评估脑动脉狭窄时往往存在过度夸张的现象。高分辨率的 MRI管壁成像也被用于颈动脉颅外段和颅内动脉粥样硬化狭窄的评估,用于观察粥样斑块的形态和性状,有利于分析是否为易损斑块。

3.DSA 检查

DSA 检查一直是颈动脉狭窄诊断的"金标准",颈动脉粥样硬化脑血管造影的最常见表现是管腔不规则,表面光滑的狭窄往往提示为简单纤维型斑块,而表面粗糙不规则提示纤维帽的破裂。当然,最重要的表现是管腔的狭窄。对于狭窄程度的计算有不同的方法,NASCET 法比较的是最狭窄处管径和远端正常血管的管径,而 ECST 法(欧洲颈动脉外科临床研究)比较的是最狭窄处剩余管径和同部位正常管径的估计值。

(四)颈动脉狭窄的外科治疗

症状性及无症状性颈动脉狭窄的自然病史有显著差异,对症状性颈动脉狭窄的自然病史的了解主要来自两项临床对照研究,即 NASCET 及 ECST。在NASCET 的研究中发现,症状性 70%～99%颈动脉狭窄患者即使服用阿司匹林或华法林,2 年后脑卒中的概率也高达 26%(年发生率 13%);而 ECST 研究中采用药物治疗的狭窄程度大于 80%的患者在 3 年随访期间脑卒中发生率为 26.5%(年卒中发生率 8.8%,ECST 计算狭窄程度的方法不同于 NASCET)。

无症状性颈动脉狭窄的年卒中率远低于症状性狭窄,年卒中率为 1.2%～2.2%。无症状颈动脉粥样硬化临床研究(ACAS)随访了药物治疗的狭窄程度超过 60% 的无症状性颈动脉狭窄,5 年随访期脑卒中发生率为 11%(年卒中率 2.2%),而 ECST 研究中无症状患者的年卒中率约 1.2%,远远低于有症状组患者。

(五)颈动脉狭窄内膜切除术

颈动脉狭窄内膜切除术(CEA)是一种预防性手术,开始于 20 世纪 50 年代,随着一系列临床随机对照研究的发表,这种手术在 20 世纪 80 年代后得到了迅速的普及。由于 CEA 是一种预防性的手术,需要术者的手术并发症发生率足够低才能使患者受益,目前比较公认的症状性患者 CEA 手术的并发症发生率低于 6%,无症状患者 CEA 手术的并发症发生率低于 3%。症状性颈动脉狭窄一般指治疗前 6 个月内有过同侧 TIA 或脑卒中。

美国心脏病和卒中协会指南推荐,如果能够使 CEA 手术并发症发生率低于 6%,对无创血管影像或造影检查发现的 70%～99% 的症状性颈动脉狭窄应该进行 CEA 手术(Ⅰ类推荐,A 级证据);对症状性狭窄程度为 50%～69% 的也推荐进行 CEA 手术(Ⅰ类推荐,B 级证据);不推荐对狭窄程度小于 50% 的狭窄进行手术;如果患者的发病仅表现为 TIA 或者小梗死灶,在排除了禁忌证后,推荐在发病后 2 周内进行手术;而在选择 CEA 还是 CAS 手术方式方面,对于年龄超过 70 岁,特别是近端血管扭曲的患者更倾向于 CEA 手术;而对于不超过 70 岁的患者,CAS 和 CEA 在手术的并发症方面和预防脑卒中方面类似。如果患者存在外科手术及全身麻醉的危险因素,或者是 CEA 手术后的再狭窄或者放射治疗诱发的颈动脉狭窄,推荐患者采用 CAS 治疗。

CEA 手术的危险因素包括:①年龄超过 80 岁;②CEA 手术后的复发狭窄;③术前 4 个月内有过对侧的 CEA 手术;④放疗后引起的颈动脉狭窄;⑤颈动脉狭窄的远近端有串联的显著狭窄;⑥对侧有严重的狭窄或闭塞;⑦重要脏器的严重功能障碍;⑧无法控制的高血压和高血糖;⑨显著的冠心病或不稳定心绞痛;⑩高位颈动脉狭窄病变等。如果患者存在上述一种或多种危险因素,可推荐患者采用 CAS 治疗。术前至少 5d 服用 100～300mg 阿司匹林进行抗血小板聚集准备,可以降低血栓栓塞和心肌梗死并发症发生率;阻断血流前进行肝素化,是否在血管缝合完毕并恢复血流后用鱼精蛋白中和肝素存在争议。术后需要进 ICU 观察 24h,保持足够的液体量,控制收缩压在 110～150mmHg 水平,对于术后高灌注风险高的患者需要进一步降低血压。术后还需要观察患者的神经系统状态和体征、局部伤口是否有血肿、瞳孔大小和对光反射（霍纳综合征）、是否有头痛和癫痫发作（高灌注综合征）、颞浅动脉的搏动（颈外动脉闭塞）、伸舌是否居中（舌咽神经损伤）、是否有面瘫（面神经下颌支的损伤）、是否声音嘶哑（喉返神经损伤）等。

CEA手术可采用全身麻醉或局部麻醉。局部麻醉有利于患者神经功能的监测，但目前没有临床研究证实局部麻醉在预防脑卒中、心肌梗死或死亡方面的优势。全身麻醉有助于患者的制动和脑保护作用，经头颅超声多普勒（TCD），术中脑电图和电生理监测有助于降低手术的并发症。

CEA手术的并发症主要包括TIA或缺血性脑卒中、伤口局部血肿、高灌注综合征、心肌梗死、脑神经麻痹、假性动脉瘤形成、切口感染、颈动脉闭塞、再狭窄等。CEA手术后的高灌注综合征发生率为3%～10%，多数表现为同侧的搏动性眼眶周围及前额部疼痛，部分患者发生癫痫症状，严重的患者出现颅内出血。颈动脉的闭塞多数发生在手术后的数小时内，因此，有的学者建议不中和肝素。外翻式手术及补片的使用可能降低再狭窄的发生率，2年内的再狭窄原因归为内膜过度增生，而超过2年的再狭窄是由于粥样硬化病变加重引起的。脑神经麻痹是CEA手术后的重要并发症，其中术后声音嘶哑多数是因为喉头水肿引起的，少数是喉返神经和喉上神经损伤引起，损伤舌下神经可导致伸舌偏向手术损伤侧，单侧神经损伤可导致发声、咀嚼和吞咽困难，而双侧的损伤可能导致上呼吸道梗阻。

（六）颈动脉狭窄支架成形术

颈动脉狭窄支架成形术（CAS）始于20世纪90年代，并逐渐发展，特别是脑保护装置的使用。CREST研究是比较CAS和CEA的随机临床对照研究，其结果表明，两者在围术期并发症发生率和4年预防同侧脑卒中方面没有显著的差异，CAS有更多的小卒中并发症，而CEA有更多的心肌梗死和脑神经麻痹并发症。因此，美国心脏病和卒中协会指南也推荐CAS可作为CEA的一种替代治疗手段。而同样，如果要达到CAS治疗有效预防脑卒中的目标，也必须达到症状性狭窄手术并发症发生率低于6%，无症状狭窄手术并发症发生率低于3%的指标。2009年，欧洲血管外科协会的指南（ESVS）指出，如果患者有对侧喉神经麻痹、颈部手术病史、颈部放疗、CEA术后再狭窄、高位病变或串联其他病变应考虑CAS手术。

CAS术前准备：①服用抗血小板聚集药物。术前至少3～5d开始服用抗血小板聚集药物，目前最常用的方案是每日阿司匹林100～300mg及氯吡格雷75mg。由于服用氯吡格雷后平均需5～7d才能达到最大药效，近期推荐术前5～7d开始服用抗血小板聚集药物。如果进行急诊支架置入，可以在支架置入前2～6h服用负荷剂量阿司匹林（300mg）和氯吡格雷（300～600mg）。②预防并发症的药物及器材准备。为预防或处理并发症,需准备抗血管痉挛药物(罂粟碱或硝酸甘油)、溶栓药物(尿激酶或 rtPA)、阿托品、肾上腺素、多巴胺、除颤器及临时起搏器。

目前的 CAS 都采用自膨胀支架,自膨胀支架直径选择的原则是支架直径略大于狭窄前后较大血管的直径,如果狭窄位于颈内动脉起始段或颈总动脉分叉部,支架大小的选择应根据颈总动脉的直径。支架的长度选择根据狭窄的长度,支架必须完全覆盖狭窄并超出,支架的近端及远端都应位于正常血管上。随着技术的进步,支架的性能在逐步改善,理想支架应该是更加柔顺、输送系统外径更小、无缩短率、良好的 X 线下可视性、无致栓性、更佳的贴壁性、合理的径向支撑力、并可预防再狭窄等。CAS 治疗中最令人担忧的并发症是碎片脱落引起的远端血管栓塞,因此,如何防止术中栓子脱落引起脑梗死是提高疗效的关键。最先出现的是远端球囊阻断保护技术,将球囊通过狭窄后充盈并阻断颈内动脉血流,使后续操作中产生的碎片都流入颈外动脉或积聚在球囊近端的血管中,支架置入血管成形后,用导管抽吸碎片并冲洗,然后回收球囊恢复血流,但远端球囊阻断保护技术存在需要阻断血流、不能保证所有的碎片被清除及球囊可能造成血管损伤等缺点。滤器保护装置的出现,大大降低了栓塞发生的机会,CAS 操作时血栓栓塞并发症发生率降低到 $0\sim1.2\%$,采用保护技术后脑卒中及手术相关死亡率已从 6.04% 降低到 2.7%,无症状性狭窄的患者,脑卒中及手术相关死亡率已从 3.97% 降低到 1.75%。但目前的滤器也存在不能提供全程保护、无法过滤小于网孔直径的碎片及过多的碎片堵塞网孔可能导致血流中断及回收困难等问题。另外,一种保护装置是近端和颈外动脉双球囊阻断的保护装置,可全程提供保护,但也需要阻断血流,少数患者不能耐受。

(七)椎动脉颅外段狭窄的外科治疗

椎动脉颅外段狭窄是后循环卒中的一个重要因素,特别是椎动脉起始段的狭窄。椎-基底动脉供血不足的主要症状可以归纳为 5 项(5 个 D),包括猝倒、复视、言语含糊、视觉障碍和头晕。其中最多见的是头晕,但头晕的病因复杂,包括直立性低血压等,也可能是因为头颈部活动后椎动脉被骨质或退行性病变压迫导致的。另外,锁骨下动脉的严重狭窄或闭塞可以导致同侧椎动脉的逆流,称为锁骨下盗血综合征。椎动脉狭窄约 75% 位于椎动脉起始段,少数位于椎动脉颅内段和颈段。如果一侧椎动脉发育不良而主供血椎动脉起始段有严重狭窄,患者有较高的脑梗死发生率。

椎动脉颅外段严重狭窄或闭塞的外科手术包括椎动脉内膜切除术,将椎动脉近端切断后移位缝合到颈动脉、甲状颈干或锁骨下动脉,也可采用旁路移植术。

除了药物治疗,椎动脉颅外段严重狭窄的另一项治疗还包括支架成形术。目前还没有最佳药物治疗和支架治疗椎动脉起始段狭窄的临床对照研究。但目前已经有大量的单中心回顾性研究报道采用支架治疗。一项综述分析综合了 27 个临床报道,总共有 980 例患者采用支架治疗椎动脉起始段狭窄,技术成功率达到 99%,围术期卒中和 TIA 的并发症发生率分别为 1.2% 和 0.9%。其中,药物洗脱支架运用后显著降低了椎动脉起始段狭窄支架术后的再狭窄率(药物洗脱支架和普通支架术后再狭窄率分别为 11.2% 和 30%)。笔者报道的一组 47 例患者,38 例进行了造影随访,再狭窄率为 5.3%。

引起发作性椎-基底动脉缺血的另外一个原因是 Bow Hunter 卒中,是由于被动或主动旋转头部,造成颈$_1$至颈$_2$部位椎动脉的压迫闭塞造成。

(八)颅内动脉狭窄的外科治疗

颅内动脉狭窄的位置和程度决定了患者的预后,目前所知的颅内动脉狭窄的自然病史多来自回顾性的临床报道,如 MCA 狭窄的年卒中率为 2.8%~4.2%,年死亡率为 3.3%~7.7%,而椎-基底动脉狭窄的年卒中率为 2.4%~13.1%,而年死亡率为 6.1%~9.7%。

颅内动脉狭窄的药物治疗包括控制引起动脉粥样硬化的危险因素、抗血小板聚集药物、抗凝药物、血管紧张素转化酶抑制药及 Statin,其中研究较多的药物有阿司匹林及华法林。WASID 是一个随机对照的前瞻性临床研究,入选 68 例患者为狭窄程度超过 50% 的颅内动脉狭窄,其中 42 例服用华法林,26 例服用阿司匹林,平均随访 13.8 个月,随访期间卒中发生率平均为 15%,其中双侧椎动脉狭窄卒中率为 40%,单侧椎动脉狭窄 8%,基底动脉狭窄 18%,大脑后动脉及小脑后下动脉为 11%。因此,狭窄程度超过 50% 的颅内狭窄尽管采用积极的药物治疗,预后仍然较差,需要有更为积极的治疗方法。

(九)脑供血动脉狭窄介入治疗的并发症

脑供血动脉狭窄介入治疗的并发症包括:①远端栓塞;②支架内血栓形成;③血管破裂出血;④血管损伤夹层;⑤高灌注综合征;⑥低血压和心动过缓;⑦穿支缺血事件;⑧支架内再狭窄。

其中高灌注综合征(HPS)这一概念是 Sundt 于 1975 年提出来的,HPS 是 CEA 或 CAS 后急性(少数为延迟性)的并发症,临床上表现为头痛、局灶性和(或)全身性癫痫,严重者可出现治疗侧的脑出血,特别是基底核区的脑出血。HPS 发生的机制有多种学说,但最主要的原因是脑血流量的增加,特别是严重缺血侧脑血管的自动调节功能丧失后,狭窄的解除造成缺血区血流量的显著增加引起临床症状,严重的可以造成出血。另一种学说是正常灌注压突破(NPPB),这一学说首先由 Spetzler 等提出,用于解释脑动静脉畸形切除后周围缺血区脑出血。有学者认为狭窄远端也处于长期的缺血状态,狭窄解除后这一低灌注区出现了 NPPB。HPS 的危险因素包括:①严重狭窄(>90%);②狭窄侧有片状亚急性梗死区;③狭窄远端没有足够的侧支循环,长期处于低灌注状态;④治疗中或治疗后血压没有得到控制等。为防止 HPS 的发生,应避免治疗有亚急性片状脑梗死的患者,术前、术中及术后要合理控制血压。但 Kaku 等分析发现,狭窄的严重程度、缺血症状后间期的长短、术前狭窄远端脑血流并不是 HPS 的危险因素,而患者的年龄、缺血区脑血管对乙酰唑胺的反应性(脑血管储备功能)及脑血流非对称指数(狭窄同侧脑血流/对侧脑血流)是 HPS 的危险因素。

血管损伤夹层是单纯球囊扩张的一个重要并发症,严重的可以造成血管的急性闭塞。随着支架的采用,夹层的发生率降低,但由于导丝、导管的损伤仍然可以造成狭窄近端或远端的血管损伤夹层,对于出现的夹层,可进行抗凝治疗及随访,如果出现缺血甚至出血就应该立即进行支架置入。

低血压及心动过缓是颈动脉狭窄支架置入的最常见并发症,发生率可高达40%,但出现严重症状,甚至心搏骤停的较少见。是由于球囊扩张及支架置入压迫刺激颈动脉体引起的反射,对于没有心功能严重障碍、没有严重高血压的颈动脉分叉部狭窄患者,在球囊扩张或支架置入前应给予静脉注射 0.5mg 阿托品,如果出现心动过缓或低血压可继续给予静脉注射阿托品,仍然无效的患者应注射肾上腺素或多巴胺。多数患者的低血压及心动过缓在 12~24h 改善,少数患者会持续72h甚至 1 周以上。对于严重顽固性的心动过缓,可以通过置入心脏起搏器进行治疗。

穿支血管闭塞是颅内动脉狭窄介入治疗最令人关注的并发症,可能来自支架网丝的覆盖及斑块挤压,Lanzlno 等试验发现即使支架网丝覆盖穿支血管开口面积的 50%,穿支血管仍然保持通畅。在颅内,比较重要的穿支血管的直径在 200~1 000μm,目前球囊扩张支架的网丝直径在 80~120μm,一根网丝难以覆盖 50%以上的穿支开口面积,因此支架网丝覆盖不是穿支血管闭塞的主要原因,而狭窄斑块挤压后堵塞穿支开口可能是更主要的原因,将这种现象称为"扫雪车效应"。在治疗颅内动脉狭窄,特别是大脑中动脉、基底动脉的狭窄时应注意可能出现的穿支血管闭塞,而术前排除以穿支血管缺血为主的狭窄可能更为重要。

三、脑供血动脉夹层的治疗

动脉夹层是由于血管内皮的缺陷或损伤后,血液冲入血管壁中形成血肿引起的,如果血肿位于内膜层和中层之间,可能导致管腔的狭窄闭塞,而血肿位于中层和外膜之间,导致管腔的扩张形成夹层动脉瘤,甚至引起破裂出血。自发性的脑动脉夹层可能伴有一些基础疾病,包括纤维肌性发育不良(FMD)、马方综合征、动脉粥样硬化、大动脉炎、梅毒性动脉炎、多囊肾、结节性动脉炎、Ehlers－Danlos 综合征等。外伤导致的动脉夹层也不少见,头颈部的旋转性或挥鞭样损伤都容易导致脑供血动脉的夹层,有些患者甚至是由于头颈部按摩不当引起的动脉夹层。

(一)发病率

多见于中年患者,男性发病多于女性,确切的发病率不清,随着无创的血管影像学检查普及,发现率逐渐上升。有报道动脉夹层约占所有卒中病因的 2.5%。颅外和颅内的脑供血血管均可能累及,其中最常见的颅内动脉夹层部位是椎动脉。多发的脑动脉夹层约占 10%,其中最常见的是双侧的椎动脉夹层。小于 30 岁的患者比较多见的是颈动脉的非出血性夹层,而大于 30 岁的患者比较多见的是椎动脉的出血性夹层。

(二)临床表现

症状性的动脉夹层主要表现为突发的头颈部疼痛、缺血性的脑卒中或 TIA,部分患者夹层破裂出血导致急性的 SAH 以及颈动脉夹层可能出现的霍纳综合征。

头颈部的疼痛可能来自动脉夹层损伤本身,部分患者疼痛较剧烈,这种动脉夹层引起的头颈部疼痛常出现在缺血性脑卒中或 SAH 之前的数天到数周,应引起足够的重视。颈动脉夹层的头痛多位于眼眶及周围(60%),也可位于耳及乳突部(39%)、额部(36%)、颞部(27%)。椎动脉的夹层疼痛多位于后枕颈部。

在病史采集方面需要关注是否有头颈部的外伤史,有无上述提到的夹层发病危险因素。

(三)辅助检查

动脉夹层的辅助检查主要有头颅 CT、MRI,用于评估是否有出血及脑梗死,另外,高分辨率和薄层 MRI 检查可能观察到血管壁内血肿;无创的血管影像学检查包括 CTA 或 MRA,用于观察是否有血管的狭窄闭塞或扩张;而脑血管造影是确诊性的有创辅助检查手段,动脉夹层的典型造影表现包括线样征、伴有近段或者远端狭窄的梭形膨大、鸟嘴样的动脉闭塞、双腔征、串珠样征(往往提示有 FMD)等,而内膜片征较难以观察到。脑供血动脉夹层的双腔征在造影上一般不像主动脉等大血管夹层那么典型,主要表现为造影剂在假腔中的滞留,另外,夹层在不同时间造影中的表现可能有较大的改变。

对于创伤性的脑动脉夹层,特别要关注颈内动脉的颈段,椎动脉的颈$_1$、颈$_2$椎体水平段,以及颈$_6$椎体水平段。

(四)治疗

1.非出血性脑动脉夹层

非出血性脑动脉夹层一般采用药物治疗,包括早期的肝素或低分子肝素抗凝,然后过渡到口服华法林的抗凝治疗,抗凝治疗一般持续 6 个月。

随着血管内介入治疗的发展,对于药物治疗无效或随访期间病情进展的病变应采用介入治疗,主要采用支架成形术。对于伴有扩张动脉瘤的夹层需要采用支架辅助栓塞治疗,栓塞扩张的动脉瘤并保持动脉的通畅。多支架或血流导向支架有助于动脉瘤的长期愈合。

2.出血性脑动脉夹层(瘤)

颅内出血性的动脉夹层有较高的死亡率和致残率,对于急性破裂出血的颅内动脉夹层,应争取尽早治疗以防止再出血,特别是椎动脉颅内段的出血性夹层动脉瘤。出血性颅内夹层动脉瘤目前主要采用血管内的介入治疗,如果侧支循环代偿较好,能够耐受球囊闭塞试验,夹层动脉瘤的介入孤立是最确切的治疗手段。对于无法闭塞的出血性夹层动脉瘤,多支架辅助栓塞治疗是目前较常用的一种治疗方法,其他可选的治疗还包括覆膜支架和血流导向支架。

某些累及颅内重要分支血管的出血性夹层动脉瘤(如椎动脉夹层动脉瘤累及小脑后下动脉),可以考虑动脉瘤近端载瘤动脉的闭塞,减少夹层段动脉的血流并使血流逆向有助于动脉瘤的愈合。

出血性夹层动脉瘤的外科手术治疗包括动脉瘤的孤立术、近端载瘤动脉夹闭术、血管旁路或架桥手术结合动脉夹闭术、夹层段血管切除和原位血管吻合术。而血管外的包裹手术目前多弃用。

四、颅内外血管旁路移植

颅内外血管旁路移植由 Donaghy 和 Yasargil 于 1967 年提出。但在 1985 年由于前瞻性国际多中心 EC/IC 研究结果的公布降至低谷。该研究共纳入 1377 例症状性颈内动脉或大脑中动脉狭窄的患者,接受了颞浅动脉-大脑中动脉旁路移植或者阿司匹林药物治疗。尽管96％病例术后桥血管通畅,但手术治疗的病例出现缺血性脑卒中的时间更早、概率更大,特别是大脑中动脉重度狭窄或者因颈内动脉闭塞导致持续症状的患者。在平均55.8个月的随访过程中,药物治疗组和手术组脑卒中发生率分别为29％和31％。部分学者认为研究的失败是由于:①排除标准内没有区分因血流动力学因素和栓塞引起的脑卒中(血流改善不会减少血栓栓塞引起的卒中事件,纳入此类病例会人为降低手术治疗的效果);②并没有真正筛选出有血流动力学障碍的病例,血管的重度狭窄或者闭塞并不等同于该血管供血区域灌注不足。

颅内外血管旁路移植手术主要治疗的是低灌注性脑缺血,随着影像学技术的发展,通过不同方法来检测低灌注相关的卒中称为选择治疗的最重要指征。氙CT、TCD、SPECT、MR及CT的灌注成像用于分析脑灌注,而静脉注射乙酰唑胺被用来评估脑血管的反应和储备能力。将血流动力学障碍分为两型:第一种通过乙酰唑胺激发试验检测患者血管扩张容量,正常人乙酰唑胺能使CBF增加30％;存在严重血流动力学障碍的患者CBF增加量就会比正常少甚至不增加,这种血流动力学障碍称为Ⅰ型血流动力学障碍。第二种是通过PET测量氧摄取分数(OEF),当血管最大程度扩张、血流持续下降的时候,细胞的OEF就会增加,从而满足其基本代谢需要,这类称为Ⅱ型血流动力学障碍。目前还没有统一推荐患者进行旁路移植手术的低灌注量化指标。

颅内外血管旁路移植手术的指征:①颅外大血管闭塞或颅内动脉粥样硬化性重度狭窄或闭塞,且患者在最佳药物治疗下仍然有缺血发作;②烟雾病;③部分难治性动脉瘤或肿瘤,估计手术无法保留主要供血脑动脉及主要分支且球囊闭塞试验阳性,可在手术前或手术后进行旁路移植手术。

颅内外血管旁路移植手术根据操作方式可分为:①带蒂血管直接吻合术,带蒂的颞浅动脉及枕动脉可作为颅外供血来源,吻合到大脑中动脉的分支或吻合到椎动脉、小脑后下动脉等;②旁路移植架桥术,一般取患者自体其他部位的静脉或动脉进行的血管吻合术,多数采用患者的隐静脉或桡动脉,两端分别吻合到颅内外的动脉。

而根据流量的大小可分为:①低流量旁路移植,包括颞浅动脉和枕动脉的带蒂血管吻合术,流量一般在15～25mL/min;②中等流量旁路移植,采用移植桡动脉作为旁路移植,流量40～70mL/min,吻合到大脑中动脉的M2段或大脑后动脉的P1段;③高流量旁路移植,采用隐静脉作为旁路移植,流量为70～140mL/min。

为确定EC/IC Bypass是否降低2年同侧缺血性脑卒中的再发生率,美国研究者设计了颈动脉闭塞手术研究(COSS)。这是一项前瞻性、随机、盲终点、对照试验。入选患者近期(120d 或以内)出现因颈内动脉闭塞所致的半球症状,并采用正电子发射断层扫描(PET)检测氧摄取分数(OEF)≥1.13 作为显著低灌注的指标,98 例患者接受药物治疗,97 例患者接受 EC/IC Bypass。术后 30d,手术组有 14 例患者发生主要终点事件(14.4%),药物组为 2 例(2.0%),手术组 2 年的同侧脑卒中率为 21%,而非手术组为 23%,手术组和药物治疗组之间的差异无统计学意义。

日本的 EC-IC bypass 研究(JET)设计和 COSS 类似,但其将乙酰唑胺负荷的血管反应作为入选标准。症状性颈动脉或中动脉闭塞或高度狭窄率>70%,无脑梗死或合并小梗死灶,随机分配进入旁路移植手术组和药物组。入选患者同侧中动脉区局部有 CBF 降低(<对照值 80%)及乙酰唑胺负荷降低(<10%)。手术组最初的 206 例患者 2 年内脑卒中率显著低于药物组。初步试验结果显示颅内外血管旁路移植术对颅内血管动脉粥样硬化并重度Ⅰ型血流动力学障碍患者有保护作用。

第六章　颅脑先天性疾病

第一节　先天性脑积水

先天性脑积水又称婴儿脑积水,是指婴幼儿时期由于脑脊液循环受阻、吸收障碍或分泌过多使脑脊液大量积聚于脑室系统或蛛网膜下腔,导致脑室或蛛网膜下腔扩大,形成头部扩大、颅内压过高和脑功能障碍。先天性脑积水主要由畸形引起,较大儿童和成人脑积水无头部扩大表现。

一、诊断

1.临床表现

(1)头部扩大:出生后数周到 12 个月的脑积水患儿表现为前囟大、颅缝增宽、头围增大,先天性脑积水患儿头围可为正常的 2～3 倍。

(2)头发稀少,额颞部头皮静脉怒张。晚期出现眶顶受压变薄和下移,使眼球受压下旋以至上半部巩膜外翻,呈"落日征"。

(3)可出现反复呕吐、视力障碍及眼内斜,进食困难,终致头下垂、四肢无力或痉挛性瘫痪、智力发育障碍,甚至出现惊厥与嗜睡。较大儿童表现为颅内压增高,常伴有视神经乳头水肿。

2.辅助检查

(1)头部 X 线:可见颅腔扩大、颅面比例失调、颅骨变薄、颅缝分离、前后囟扩大或迟延闭合,尚可见蝶鞍扩大、后床突吸收等颅内高压征。

(2)头部 CT:可直接显示各脑室扩大程度和皮质厚度,判断梗阻部位。若为中脑导水管狭窄引起者,仅有侧脑室和第三脑室扩大,而第四脑室正常。

(3)头部 MRI:除能显示脑积水外,能准确显示各脑室和蛛网膜下腔各部位的形态、大小和存在的狭窄,显示有无先天畸形或肿瘤存在。

（4）放射性核素:脑池造影显示放射性显像剂清除缓慢,并可见其反流到扩大的脑室。

二、治疗

1.手术治疗

（1）手术方法及手术种类较多,目前有减少脑脊液生成外分流术、脑室系统梗阻远近端的旁路手术和解除梗阻病因的手术。对于病因不明的病例,目前以侧脑室—腹腔分流术为宜。

（2）分流术禁忌证。

1）脑脊液检查提示颅内感染。

2）近期内曾做过开颅手术或引流术,颅内有积气或血性脑脊液。

（3）分流手术并发症与处理。

1）颅内感染明确时,需要取出分流装置,并选用合适的抗生素。

2）分流装置功能障碍应判断梗阻的具体部位,再酌情做分流矫正术或更换分流管。

3）颅内血肿多继发于颅内压过低,因此,术中释放脑脊液不宜过多或选用高压泵型分流管。

2.非手术治疗

目的在于暂时减少脑脊液的分泌或增加机体的水分排出,常用的利尿药有氢氯噻嗪（双氢克尿噻）、醋氮酰胺和氨苯蝶啶等。

第二节　蛛网膜囊肿

蛛网膜囊肿是一种先天性囊腔,位于脑脊液池和主要脑裂中,其边界由蛛网膜构成。囊肿内充满无色澄清、几乎与脑脊液一致的液体。应用 CT 和 MRI 可诊断蛛网膜囊肿。治疗方案建立在解剖和临床表现的基础上。所有年龄组中的有症状患者确诊后均推荐手术治疗。

一、发病原因

胚胎学研究中,蛛网膜囊肿的产生原因可能有以下两种。

(1)蛛网膜下腔形成的早期,脑脊液流动发生改变,这可能导致正在发育的网状蛛网膜破裂,此时出现内陷的小囊并有脑脊液流入此囊中,形成蛛网膜囊肿。

(2)在蛛网膜发育过程中,蛛网膜从硬膜上分离,此时可发生分裂从而形成蛛网膜囊肿。蛛网膜囊肿可能伴有大脑静脉和胼胝体的发育异常。

另外,创伤也可能是发病原因。婴儿期创伤可能导致未发育完全的脑池内的蛛网膜撕裂,从而使脑脊液流入并形成蛛网膜囊肿。

二、病理

蛛网膜囊肿的囊壁与正常的蛛网膜相似,包含层状胶原束。膜上可能含有明显的静脉和毛细血管丛、室管膜或柱状上皮。极少见到炎症细胞或含铁血黄素沉着物。毗邻蛛网膜囊肿的大脑皮质基本上是正常的。大多数蛛网膜囊肿内是静态的液体,但也有一些可因以下原因增大并导致占位效应。

(1)囊肿内可能存在残余脉络膜丛、蛛网膜颗粒或硬膜下神经上皮,可活动性分泌脑脊液(CSF),从而导致囊肿增大。

(2)蛛网膜囊肿内液的蛋白浓度可高于正常 CSF,正常 CSF 可因此内流而使囊肿膨胀。MRI 上可观察到囊肿内液呈 T_2 高信号。

(3)蛛网膜囊肿可与蛛网膜下腔交通并形成单向活瓣,在 Valsalva 动作或短时颅内压升高期间 CSF 可进入囊内,从而导致囊肿增大。

三、临床表现及治疗原则

蛛网膜囊肿大约占颅内占位性病变的 1%。多数囊肿是偶然发现的。蛛网膜囊肿多在 20 岁前发现,近 3/4 的患者在儿童期出现症状。男女发病比例超过了 2∶1。大多数囊肿内的液体保持静止状态,但也有一些囊肿呈进行性增大,对相邻的神经结构产生占位效应。有极少数囊肿随着时间进程出现退化和消失。蛛网膜囊肿可能因创伤而发生破裂,导致硬膜下水囊瘤及颅内压升高,可合并急性或慢性创伤性硬膜下血肿。

蛛网膜囊肿可在蛛网膜下腔内的任何位置出现,与蛛网膜池密切相关。在成人和儿童中,近一半囊肿发生在大脑外侧裂,幕上囊肿的数量远远超过幕下囊肿。较少发生于大脑纵裂和斜坡区。鞍区蛛网膜囊肿儿童较成人更常见。

对于无症状或偶然发现的蛛网膜囊肿患者,应密切观察并规律进行影像学检查。若患者出现局灶神经体征或颅内高压症状,应及时行外科治疗。对于儿童患者,若出现进行性头围增大及囊肿相关的癫痫发作,应考虑进行治疗。外科治疗的目标是减少蛛网膜囊肿对周围脑组织的占位效应。囊肿的外科治疗技术包括开颅囊壁切除术、立体定向抽吸术、囊肿腹腔分流术以及内镜下囊肿-蛛网膜下腔或脑室开窗。上述每一种手术都各有明显的优势和缺陷。

囊肿-腹腔分流术(CP)的优点为操作相对简单,分流的致病率较低。常见并发症为感染、过度引流、枕骨大孔疝、低颅压头痛综合征和分流失败。蛛网膜囊肿与脑皮质、血管结构可能紧密粘连,这可限制开颅囊肿切除术中囊壁的完全切除。随着内镜设备和外科技术的改进,蛛网膜囊肿在内镜下切除可能成为供选择的治疗。无论治疗方式如何,手术后囊肿总体复发率可达 25%。

四、影像学检查

1.头颅 X 线平片

大脑外侧裂的囊肿可使中颅窝膨胀或蝶骨移位上抬,导致毗邻的颅骨呈局部增大。大脑凸面和前颅窝的巨大囊肿常导致颅骨变薄。鞍上或四叠体池囊肿可导致脑积水,间接导致骨缝分离及鞍背、颅盖骨变薄。

2.头颅 CT

蛛网膜囊肿在 CT 上表现为边界平滑、充满囊液的占位。囊液密度与 CSF 几乎一样,增强 CT 显示囊壁不增强;骨窗像显示颅顶及颅底可出现骨性改变。蛛网膜下腔注射造影剂后行增强 CT 可显示孤立囊肿或囊肿与正常蛛网膜下腔有交通。

3.MRI

是蛛网膜囊肿的首选检查。T_1 像能清晰显示囊肿位置及与皮质、血管的关系。囊液呈长 T_1、短 T_2 信号,与 CSF 相近。增强 MRI 扫描、FLAIR、T_1 像和质子像可用以鉴别囊性肿瘤、皮样囊肿、室管膜瘤、表皮样囊肿以及脂肪瘤。MRI 还可以轻易显示所有的相关畸形,例如胼胝体发育不全或前脑无裂畸形。

五、常见蛛网膜囊肿

1.大脑外侧裂囊肿

近一半成人患者及约 1/3 儿童患者的蛛网膜囊肿位于大脑外侧裂。囊肿的大小不等,巨大囊肿可压迫颞极和岛叶并使中线移向对侧。大脑外侧裂囊肿可在任何年龄出现症状,常见于儿童和青少年。男女患病的比例是 3∶1,左侧大脑半球受累比右侧更常见。最常见的症状是单侧头痛,以眶上或颞区的疼痛最典型。1/4以上的患者可以出现各种类型的癫痫发作,包括局灶、复杂-局部或全面发作。造成蛛网膜囊肿患者癫痫发作的原因尚不明确,但可能与囊肿相邻的颞叶皮质受压、发育不良或软膜下胶质增生有关。蛛网膜囊肿患者很少出现发育延迟或学习困难。

幼儿巨大外侧裂囊肿可以导致巨颅症和骨缝分离。在很多患者中可见颞骨局部隆起,颅骨 X 线片显示颞骨鳞部变薄和蝶骨翼移位。CT 显示在外侧裂内颞尖处存在不被增强的 CSF 聚集。外侧裂囊肿分为 3 个亚型:

(1)Ⅰ型囊肿在颞尖处呈椭圆形,中颅窝无结构异常。这些囊肿可与蛛网膜下腔的 CSF 自由交通。

(2)Ⅱ型囊肿是巨大的四边形囊肿,对相邻的神经和骨性结构有一定的占位效应。

(3)Ⅲ型囊肿呈巨大圆形,造成岛盖和岛叶皮质严重受压,使侧脑室变形和中线偏移。这些囊肿不与蛛网膜下腔的 CSF 相交通。

MRI 影像中囊液均不强化,并与 CSF 的信号相似。MRA 和 MRV 可观察到大脑中动脉及皮质静脉的分支因囊肿的占位效应而变形、伸长。

根据患者临床症状及影像学分型决定治疗方案。典型的Ⅰ型囊肿一般无临床症状,无需外科手术治疗。建议保守治疗,每年定期行神经影像学随访检查;对于儿童患者,每 6 个月应行神经影像学随访检查,持续 18 个月。巨大且有症状的Ⅲ型囊肿的成人或儿童患者需外科手术治疗。Ⅱ型囊肿患者若出现严重的或与囊肿体积不相符的临床症状,也应行外科手术治疗。

外科治疗包括 CP 分流术、开颅囊肿切除术及神经内镜下囊肿开窗术。CP 分流术可在超声或导航辅助下置入分流管,导管侧孔有助于分流管的长期开放,并能促进囊肿不同分隔内的液体引流,推荐使用带低压瓣膜的分流管。在分流术后,移位的皮质和中线可迅速回位。在放置分流管时囊壁上的桥静脉可能损伤,导致囊肿内或蛛网膜下腔出血。其他并发症包括感染、囊肿复发和低颅压头痛。开颅手术可切除囊肿的侧壁并将囊液引流至基底池,可在导航辅助下定位开颅的范围。神经内镜下可行囊肿脑池造瘘术,并用球囊导管扩张,在基底池放置脑室引流管。

2.鞍上囊肿

最常见的鞍旁区囊肿发生在鞍上池内。近 50% 的病例是 5 岁以下的儿童,其中 1 岁以下的占大约 20%。最常见的症状包括脑积水、视力损害和内分泌功能障碍。鞍上巨大囊肿可压迫中脑使其抬高和后移,并可能出现局灶神经系统体征,包括步态共济失调和角弓反张。男女发病比例为2:1。

在婴儿期,囊肿向上迅速增大可抬高第三脑室且阻塞 Monro 孔(室间孔)及 CSF 循环,因此产生脑积水,可导致大头畸形和骨缝分离。眼科检查可发现视神经萎缩、视神经乳头水肿、单侧或双侧视力下降和视野变窄。内分泌功能障碍包括性早熟和身材矮小。内分泌检查提示生长激素和促肾上腺皮质激素缺乏,少数情况下可出现全垂体功能减退。

超声及 CT 可发现鞍上池囊性占位,伴第三脑室、蝶鞍受压。鞍上囊肿可伴脑积水和脑干移位。MRI 扫描可清晰显示囊肿与周围脑组织的关系,并可鉴别颅咽管瘤、皮样囊肿、表皮样囊肿和 Rathke 囊肿。

治疗方面,对没有脑积水的患者可以采用 CP 分流术。脑室-腹腔分流术(VP)可以控制脑积水,但约 40% 的患者囊肿体积可继续增大。Y 形连接管可以连接囊肿和脑室,普通低压分流系统可引流每个腔内的液体。越来越多的鞍上囊肿使用内镜下神经外科治疗。鞍上囊肿合并脑积水可行神经内镜下脑室-囊肿造瘘术。

第三节　狭颅症

一、概述

狭颅症又称为颅缝早闭症、颅骨闭锁症、颅骨狭窄症或颅缝骨化症等。1851年 Virchow 最早发现此病,它是一种颅骨先天发育障碍疾病,是由一条或多条颅骨骨缝过早闭合导致头颅畸形、颅内压增高和脑功能障碍。发病率约占成活新生儿的 0.1%,男婴多于女婴,约占 2/3,最常见为矢状缝早闭,其次是单侧冠状缝、双侧冠状缝、额缝和人字缝早闭。

发病原因尚未完全清楚,有综合征性和非综合征性,综合征性如 Crouzon 综合征,表现为双侧冠状缝早闭,常合并眼球突出和面中部发育不全。Apert 综合征是双侧冠状缝早闭引起的短头畸形和面中部发育不全,常合并有指(趾)畸形。其他与颅缝早闭的综合征有 60 余种,多为染色体遗传性疾病。非综合征性的可能是骨缝膜性组织出现异位骨化中心所致,个别病例可能因佝偻病和甲状腺功能亢进引起。

二、病理和病理生理

人体的颅骨是由额骨、顶骨、颞骨、枕骨、蝶骨等多块颅骨构成,出生时每块颅骨相互分开,骨与骨之间有纤维连合,称为骨缝。正常情况下,颅骨之间既要融合在一起,又要逐渐增长,两者协调发展。通过 X 线发现,颅缝骨化约 6 岁开始,到 30 岁左右基本完全骨化,颅腔容积固定。婴儿出生后脑发育非常快,到 1 岁时脑重量增加 135%,3 岁时达成人的 80%。随着脑组织的生长,颅骨亦随之增长,如果出现一条或几条颅缝过早闭合,就会影响颅骨的扩张,而大脑却继续生长,颅骨薄弱处代偿性扩大有限,这时就会出现颅骨畸形,导致颅内压增高,进而影响脑组织的正常发育,导致各种脑功能障碍。

三、临床表现

狭颅症临床表现主要有头颅畸形和其继发症状两大方面。头颅畸形有舟状头、尖头、短头、斜头、三角头畸形等。继发症状有眼球突出、下视、运动障碍,视神经乳头水肿、萎缩,视力减退或失明,智力低下,头痛,恶心,呕吐等。常合并身体其他部位的畸形,如并指和(或)趾畸形、唇裂、腭裂、鼻骨塌陷、脊柱裂、先天性心脏病及外生殖器异常等。

(一)头颅畸形

1.舟状头畸形

又称长头畸形,表现为头颅的前后径增长,横径缩短,一般为矢状缝早闭,是颅缝早闭症最常见的头颅畸形,占头颅畸形的 40%～70%。矢状缝过早闭合,头向侧方发育受限,即向前后扩张,结果头颅前后径拉长,左右狭窄,使头颅呈鞍状畸形。

2.尖头畸形

又称塔状颅,表现为颅腔穹隆顶部凸起,为全部颅缝过早闭合所致,较常见。因颅骨生长除前囟门阻力小外,其他各方向均受限制,故头颅向上生长呈塔形。颅底受压下陷,眼眶变浅,眼球突出,鼻窦发育不良。由于脑组织向垂直方向伸展,而致头颅上下径增加,前后径变短。尖头畸形在 2～3 岁前一般不会出现明显的临床表现,在 4 岁时才出现典型的尖头畸形。

3.三角头畸形

表现为额骨呈三角形,是额缝早期闭合所致,少见,占头颅畸形的 5%～30%。特征是在额缝部位的额骨鳞部两侧边缘向前凸出,呈锐角,从上面观头呈三角形,额骨短而窄,颅前窝变小变浅,两眼间距过近。

4.短头畸形

又称扁头畸形或宽头畸形,主要表现为颅腔的前后径缩短,横径代偿性增长,是两侧冠状缝过早骨化所致,占头颅畸形的 14.3%。患者头颅两侧冠状缝闭合后前额对称性扁平,造成颅骨前后径发育障碍和代偿性横径增宽及颅顶抬高,特征为头颅增宽,前额宽平,颅中窝扩大,眼眶变浅,眶嵴发育不良,眼球明显突出,如同"金鱼眼"。

5.斜头畸形

又称偏头畸形,表现为一侧额骨扁平,两侧不对称,是一侧冠状缝早期骨化所致,占头颅畸形的 4%。颅骨双侧生长不对称,病变侧额骨扁平后缩,眶上缘抬高后缩。病变侧影响脑组织发育,前囟仍存在,但偏向健侧。额骨的不对称牵动着整个颅穹隆形态,矢状缝向病侧偏位,健侧额骨和顶骨呈过度膨出。单侧冠状缝的骨化可深入到翼点及颅底。因此,头畸形几乎均伴有面部不对称畸形,并随年龄的增长而加重。

（二）颅内高压症状

部分颅缝早期骨化闭合,可使颅腔容积变小,而随着脑组织的不断生长发育,颅内压力可逐渐升高,从而产生头痛、恶心、呕吐等颅内高压症状。X 线检查可发现骨缝闭合,钙质沉着,脑回压迹增多,甚至颅骨变薄。在额缝和矢状缝早闭患者可无颅内压增高。

（三）精神及智力症状

由于颅腔容积变小,脑组织的生长发育受到影响,同时慢性颅内压增高,患者可出现精神障碍和智力发育迟缓。

（四）眼部症状

在冠状缝早闭的患者,由于眼眶发育异常,眶内压力增高,可引起眼球突出,视力下降,甚至视神经萎缩等。

（五）伴发畸形

狭颅症为综合征者的部分表现者常合并身体其他部位的畸形,如并指和(或)趾畸形、唇裂、腭裂、鼻骨塌陷、脊柱裂、先天性心脏病及外生殖器异常等。

四、辅助检查

1.舟状头畸形

颅骨 X 线片见头颅呈舟状畸形,矢状缝骨质密度增高,甚至骨缝不清,冠状缝、人字缝、鳞状缝代偿性增宽,甚至分离,有时可见脑回压迹增多。

2.尖头畸形

颅骨前后位片上可见眼眶内侧壁变斜,颅前窝变狭窄,冠状缝骨质密度增高。侧位片上,额骨后旋,额骨后方的骨突无 X 线突起阴影表现,后方穹隆正常。

3.三角头畸形

颅骨正位片可见典型的眼眶过短及眶内壁垂直,额骨短而高度凸出。

4.短头畸形

颅骨像可见两侧冠状缝处骨质密度增高,颅底改变为颅前窝缩短而竖起,蝶骨小翼高高抬起,往上、往后偏斜,眼眶容积变小。

5.斜头畸形

X 线表现为眼眶后长轴向上、向外偏斜,颅骨像可见该侧冠状缝骨质密度增高,近翼点处更高,病侧颅前窝变小,颅前窝底变陡峭。

五、诊断与鉴别诊断

本病多在婴儿出生时或出生后 1 个月内,通过观察头颅形态而做出诊断。对于典型的头颅畸形患者,诊断不困难,X 线可显示早闭的骨缝和钙质沉着,有时伴有颅内压增高的表现,如脑回压迹。

本病主要与小头畸形鉴别,后者是原发性脑发育障碍,头颅未随之增大,头颅虽小但形态正常,X 线片无骨缝早期闭合,患者无颅内压增高表现,而精神及智力发育障碍明显。

另外,出生时发现的头颅畸形患者,常被误认为分娩所致,如头颅变形在出生后一段时期内不改变者,应行颅骨平片检查,以排除本病。

六、治疗

(一)手术适应证

狭颅症主要靠外科手术治疗,手术是目前唯一有效的治疗方法。

(二)手术时机

早期手术最理想,因为小儿在 1 岁以内大脑生长发育最旺盛,对颅骨生长有较大的推动力,有利于术后再造,起着良好的塑形作用。一般认为出生后 4～6 周可实施急诊手术,而早期手术的最适年龄为出生后 6～9 个月。早期手术塑形方便,可改善或防止将来出现的面部畸形,防止神经功能障碍及高颅内压的发生。3 岁以后手术则主要是修复颅面部畸形。

(三)手术目的

主要是给脑组织正常生长、发育空间,防止大脑功能障碍,同时改善头颅畸形,减少畸形造成的心理痛苦。

(四)手术方法

1.舟状头畸形

手术的主要目的是美容,矫正头颅面畸形。对于颅穹隆畸形,额骨发育正常者,行矢状缝再造术,沿矢状缝切开头皮,前跨过冠状缝,后越过人字缝各 1cm,沿矢状缝剥离,并咬除 1.5cm 宽的骨沟,切除两旁骨膜至少 3cm,因骨槽的下方即为上矢状窦,手术出血较多,术中应十分小心、细致,防止上矢状窦破裂、出血。另外,为减少出血,可在矢状缝两旁平行咬除骨质形成两条骨沟,两骨沟相距 2～3cm,骨沟前超冠状缝,后越人字缝,骨边缘可用聚乙烯薄膜包裹。而对于有颅内压增高的患者,行颅骨切除减压术效果较好,分两期进行手术,先做一侧矢状缝旁大片颅骨切除,2 周后再做另一侧。

2.尖头畸形

手术的主要目的是为了解决颅内压增高、脑的生长发育问题,常采用骨缝切除术,根据早闭的骨缝位置确定手术步骤,分别有冠状缝、矢状缝和人字缝切开或颅骨切开术。如额缝伴冠状缝早闭,可通过冠状切口一次完成,冠状缝伴矢状缝早闭,需通过冠状和矢状切口两次完成。所有的骨缝早闭,手术都需分 2 期完成,第一期做冠状缝和矢状缝前半切开术,第二期做人字缝和矢状缝后半切开术。婴幼儿两次手术可采用同一切口,即顶部冠状切口。第一期将头皮翻向前,沿冠状缝咬除骨质,形成一骨沟,并咬除矢状缝的前半部,必要时颞骨鳞部亦咬除。1～2 周后行第二期手术,原切口切开头皮后,头皮翻向后,咬除后半部矢状缝、颞部及人字缝,方法同前。对于较大的儿童,常需做两个冠状切口,一个在冠状缝部位,另一个在人字缝部位,骨缝咬除方法相同。

3.三角头畸形

采取发际内冠状切口,从一侧颞弓到另一侧,皮瓣前翻,至眼眶鼻根部,自前囟或冠状缝处钻孔,切除额骨中线的骨嵴,宽1cm,同时切除3cm宽的骨膜,直至鼻根部。另有一种游离双侧额骨的方法,即从冠状缝中点向两侧咬开颅骨经颞部转向眶上,在鼻根部汇合,同时额缝和眶上缘处颅骨用聚乙烯薄膜包裹,每侧眶上固定1～2针,骨片之间也固定1～2针,既保证骨片不移位,又可随着脑组织的生长向前膨出,维持头颅正常形态。

4.短头畸形

可做冠状缝切除术,即在冠状缝处切除颅骨1.5cm,形成一骨沟,两侧切除到颞骨鳞部,并将颞骨鳞部切除,行颞肌下减压术,但这种手术方式并不能改善面部畸形。1977年,有学者发明了浮动额瓣术治疗短头畸形或狭颅症,手术要点为:分离冠状缝,将前移的上颌仅固定在额带上,其后缘及两侧是游离的冠状颅骨缺损带。也有学者行额骨单独前移术治疗短头畸形或狭颅症,既可以整形又可以颅内减压,效果令人满意。

5.斜头畸形

手术目的是为了矫正畸形。一般仅做单侧颅面整形手术,也有学者主张行全额再造,这样更便于恢复颅面的正常解剖。方法要点:矫正额带后,用整块骨瓣再造上额。

（五）手术并发症

包括静脉窦破裂、硬膜下血肿、脑水肿、硬膜外血肿、复苏失败、感染、皮肤坏死、脑脊液漏、骨瓣吸收、癫痫等。

七、预后

若能及时合理地手术治疗,大多数患者预后较好。经过手术治疗,头颅畸形可得到不同程度的矫正,早期手术更可减轻、避免脑功能障碍。若术后颅缝再闭合,需要再次手术。但手术有一定的风险,手术死亡率约为2.5%。

第七章 运动障碍性疾病

第一节 帕金森病

一、概述

帕金森病(PD)又称震颤麻痹,多发生在中年以后,主要病变在黑质和纹状体。病理变化上可见黑质色素减少,神经细胞减少,并有程度不等的胶质增生等。

二、诊断

主要根据病史和临床表现来诊断。

(1)病程缓慢进展。

(2)震颤最早出现在肢体远端,多从一侧开始,渐波及同侧下肢与对侧上下肢。手部早期呈静止性,频率为4~7周/秒,重者手部震颤如搓丸样。可累及口唇、舌、面及头部。激动、疲劳、焦虑时震颤加剧,睡眠时消失。

(3)强直:受累肢体动作变慢,病肢肌张力增加,呈"铅管样"强直。伸肌、屈肌张力等同增高,并有震颤时呈"齿轮样"强直,影响日常活动。

(4)运动障碍征是由肌强直和姿势反射障碍等所致,常见的有以下几种。

1)姿势和步态异常:面部表情呆滞,极少瞬目和嬉笑,状似面具。站立时躯体前屈,四肢轻度屈曲。早期行走时步态呈拖曳状,随病情进展而呈小而急向前的"慌张步态"。缺少摆动性联合动作。

2)流涎:口、舌、腭及咽部肌肉运动障碍,致口涎不能自然咽下。

3)言语含糊,吐词缓慢含糊而低沉。

三、鉴别诊断

应与特发性震颤、多系统萎缩、肝豆状核变性、脑炎或毒物引起的帕金森综合征等疾病相鉴别。

四、手术指征

(1)帕金森病诊断明确,且对左旋多巴反应良好。

(2)药物疗效已逐渐下降或出现不良反应。

(3)不能耐受抗帕金森病药物治疗。

(4)疾病已经影响正常的工作、学习和生活。

(5)病情在较长时间内进展较慢,病程在5年以上。

(6)年龄小于75岁且有良好的合作能力。

(7)无明显智力水平下降。

五、治疗

首先采用系统规范的药物治疗,如果不能有效控制症状时,在诊断明确时采用手术治疗。

立体定向毁损术和脑深部电极刺激(DBS),治疗靶点包括丘脑底核(STN)、苍白球内侧部(GPi)、丘脑腹中间核(VIM)、脚间核(PPN)等。

第二节　肌张力障碍

肌张力障碍是一种以肌肉持续收缩、扭转、重复运动和姿势异常为特点的运动障碍性疾病。以主动肌和拮抗药收缩不协调或过度收缩引起的肌张力异常为特征。

一、病因及发病机制

原发性肌张力障碍多为散发,少数有家族史,呈常染色体显性或隐性遗传,或

X染色体连锁遗传,最多见于7～15岁儿童。常染色体显性遗传的原发性扭转痉挛绝大部分是由于DYT1基因突变所致,该基因定位在9q32～34,外显率为30%～50%。多巴反应性肌张力障碍也是常染色体显性遗传,为三磷酸鸟苷环水解酶-1(GCH-1)基因突变所致。家族性局限性肌张力障碍,通常为常染色体显性遗传,外显率不完全。

继发性(症状性)肌张力障碍指有明确病因的肌张力障碍,病变部位包括纹状体、丘脑、蓝斑、脑干网状结构等处,见于感染(脑炎后),变性病(肝豆状核变性、苍白球黑质红核色素变性、进行性核上性麻痹、家族性基底核钙化),中毒(一氧化碳等中毒),代谢障碍(大脑类脂质沉积、核黄疸、甲状旁腺功能减退),脑血管病,外伤,肿瘤,药物(吩噻嗪类及丁酰苯类神经安定药、左旋多巴、甲氧氯普胺)等。

发病机制不明,曾报道脑内某些部位的去甲肾上腺素、多巴胺和5-羟色胺等递质浓度异常。可能存在额叶运动皮质的兴奋抑制通路异常,而导致皮质感觉及运动整合功能障碍。

二、病理

原发性扭转痉挛可见非特异性的病理改变,包括壳核、丘脑及尾状核的小神经元变性死亡,基底核的脂质及脂色素增多。继发性扭转痉挛的病理学特征随原发病不同而异。痉挛性斜颈、Meige综合征、书写痉挛和职业性痉挛等局限性肌张力障碍病理上无特异性改变。

三、分型

肌张力障碍可根据发病年龄、临床表现、病因、遗传基础、药物反应等因素综合分类,临床最常用分型如下。

(一)根据发病年龄分型

1.早发型

发病年龄≤26岁,一般先出现下肢或上肢的症状,常常进展累及身体其他部位。

2.晚发型

发病年龄>26岁,常常先累及颜面、咽颈或上肢肌肉,倾向于保持其局灶性或有限累及邻近肌肉。

（二）根据症状分布分型

1.局灶型

单一部位肌群受累,如眼睑痉挛、书写痉挛、痉挛性构音障碍、痉挛性斜颈。

2.节段型

2个或2个以上相邻部位肌群受累,如 Meige 综合征、轴性肌张力障碍。

3.多灶型

2个以上非相邻部位肌群受累。

4.全身型

下肢与其他任何节段型肌张力障碍的组合,如扭转痉挛。

5.偏身型

半侧身体受累,一般都是继发性肌张力障碍,常为对侧半球,尤其是基底核损害所致。

（三）根据病因分型

1.原发性或特发性

肌张力障碍是临床上仅有的异常表现,没有已知病因或其他遗传变性病,如 DYT－1、DYT－2、DYT－4、DYT－6、DYT－7、DYT－13 型肌张力障碍。

2.肌张力障碍叠加

肌张力障碍是主要的临床表现之一,但与其他的运动障碍疾病有关,没有神经变性病的证据,如 DYT－3、DYT－5、DYT－11、DYT－12、DYT－14、DYT－15 型肌张力障碍。

3.遗传变性病

肌张力障碍是主要的临床表现之一,伴有一种遗传变性病的其他特征,如 Wilson 病、脊髓小脑性共济失调、亨廷顿舞蹈症、帕金森综合征等。

4.继发性或症状性

包括脑外伤、颅内感染、接触某些药物或化学毒物等。

四、临床特点

1.扭转痉挛

指全身性扭转性肌张力障碍,又称畸形性肌张力障碍,临床上以四肢、躯干,甚至全身的剧烈而不随意的扭转运动和姿势异常为特征。按病因可分为原发性和继发性两型。

各种年龄均可发病。儿童期起病者多有阳性家族史,症状常从一侧或两侧下肢开始,逐渐进展至广泛的不自主的扭转运动和姿势异常,导致严重的功能障碍。成年起病者多为散发,症状常从上肢或躯干开始,约 20％的患者最终可发展为全身性肌张力障碍,一般不会严重致残。

早期表现为一侧或两侧下肢的轻度运动障碍,足呈内翻跖屈,行走时足跟不能着地,随后躯干和四肢发生不自主的扭转运动。最具特征性的是以躯干为轴的扭转或螺旋样运动,常引起脊柱前凸、侧弯和骨盆倾斜。颈肌受累则出现痉挛性斜颈。面肌受累时出现挤眉弄眼、牵嘴歪舌、舌伸缩扭动等。肌张力在扭转运动时增高,扭转运动停止后则转为正常或减低。自主运动或精神紧张时扭转痉挛加重,睡眠时完全消失。

常染色体显性遗传患者的家族成员中,可有多个同病成员或有多种顿挫型局限性症状,如眼睑痉挛、斜颈、书写痉挛、脊柱侧弯等症状,且多自上肢开始,可长期局限于起病部位,即使进展成全身型,症状也较轻微。

2.Meige 综合征

主要表现为眼睑痉挛和口－下颌肌张力障碍,可分为三型:Ⅰ型眼睑痉挛;Ⅱ型眼睑痉挛合并口－下颌肌张力障碍;Ⅲ型口－下颌肌张力障碍。Ⅱ型为 Meige 综合征的完全型;Ⅰ、Ⅲ型为不完全型。临床上主要累及眼肌和口、下颌部肌肉。眼肌受累者表现为眼睑刺激感、眼干、畏光和瞬目频繁,后发展成不自主眼睑闭合,痉挛可持续数秒至数分钟。多数为双眼,少数由单眼起病,渐及双眼,影响读书、行走,甚至导致功能性“失明”。眼睑痉挛常在精神紧张、强光照射、阅读、注视时加重,在讲话、唱歌、张口、咀嚼、笑时减轻,睡眠时消失。口、下颌肌受累者表现为张口闭口、撇嘴咧嘴、缩唇、伸舌扭舌、龇牙、咬牙等,严重者可使下颌脱臼,牙齿磨损甚至脱落,撕裂牙龈,咬掉舌和下唇,影响发声和吞咽。痉挛常由讲话、咀嚼触发,触摸下巴、压迫颏下部等可获减轻,睡眠时消失。

3.痉挛性斜颈

多见于 30～50 岁,也可发生于儿童或老年人,男女发病比例为 1:2。因为胸锁乳突肌、斜方肌为主的颈部肌肉群阵发性不自主收缩,引起头向一侧扭转或阵挛性倾斜。早期表现为周期性头向一侧转动或前倾、后仰,后期头常固定于某一异常姿势。受累肌肉常有痛感,也可见肌肉肥大,可因情绪激动而加重,手托下颌、面部或枕部时减轻,睡眠时消失。

4.手足徐动症

也称指痉症或易变性痉挛,是以肢体远端为主的缓慢弯曲的蠕动样不自主运动,极缓慢的手足徐动导致姿势异常与扭转痉挛颇相似,后者主要侵犯肢体近端、颈肌和躯干肌,典型表现为以躯干为轴扭转。

5.书写痉挛和其他职业性痉挛

指在执行书写、弹钢琴、打字等职业动作时手和前臂出现的肌张力障碍和异常姿势,患者常不得不用另一只手替代,而做与此无关的其他动作时则正常。患者书写时手臂僵硬,握笔如握匕首,肘部不自主地向外弓形抬起,腕和手弯曲,手掌面向侧面,笔和纸几乎呈平行状态。

6.多巴反应性肌张力障碍

又称伴有明显昼间波动的遗传性肌张力障碍。多于儿童期发病,女性多见,男：女发病比例为1：(2～4)。缓慢起病,通常首发于下肢,表现为上肢或下肢的肌张力障碍和异常姿势或步态,步态表现为腿僵直、足屈曲或外翻,严重者可累及颈部。肌张力障碍也可合并运动迟缓、齿轮样肌强直、姿势反射障碍等帕金森综合征的表现。症状具有昼间波动的特点,一般在早晨或午后症状轻微,运动后或晚间加重。此种现象随年龄增长会变得不明显,一般在起病后20年内病情进展明显,20～30年趋于缓和,至40年病情几乎稳定。对小剂量左旋多巴有戏剧性和持久性反应是其显著性临床特征。长期服用左旋多巴无须增加剂量,且不会出现左旋多巴的运动并发症。

7.发作性运动障碍

表现为突然出现且反复发作的运动障碍(可有肌张力障碍型或舞蹈手足徐动症型),发作间期正常。根据病因、诱发因素、临床症状、发作时间可分为4类:①发作性运动诱发性运动障碍,突然从静止到运动或改变运动形式诱发;②发作性过度运动诱发性运动障碍,在长时间运动后发生,如跑步、游泳等;③发作性非运动诱发性运动障碍,自发发生,或可因饮用酒、茶、咖啡或饥饿,疲劳等诱发;④睡眠诱发性发作性运动障碍,在睡眠中发生。

五、诊断

肌张力障碍的诊断可分为3步:①明确是否肌张力障碍;②明确是原发性还是继发性;③明确肌张力障碍的病因。

肌张力障碍是一种具有特殊表现形式的不自主运动,多以异常的表情姿势和不自主的变换动作而引人注目。肌张力障碍所累及肌肉的范围和肌肉收缩强度变化很大,因而临床表现各异。但某些特征性表现有助于肌张力障碍与其他形式的运动障碍的鉴别,主要有以下几点。

(1)肌张力障碍时不自主运动的速度可快可慢,可以不规则或有节律,但在收缩的顶峰状态有短时持续,呈现为一种奇异动作或特殊姿势。

(2)不自主动作易累及头颈部肌肉(如眼轮匝肌、口轮匝肌、胸锁乳突肌、头颈夹肌等),躯干肌,肢体的旋前肌、指腕屈肌、趾伸肌和跖屈肌等。

(3)发作间歇时间不定,但异常运动的方向及模式几乎不变,受累的肌群较为恒定,肌力不受影响。

(4)不自主动作在随意运动时加重,在休息及睡眠时减轻或消失,可呈进行性加重,晚期症状持续,受累肌群广泛,可呈固定扭曲及痉挛畸形。

(5)病程早期可因某种感觉刺激而使症状意外改善被称为"感觉诡计"。

(6)症状常因精神紧张、生气、疲劳而加重。

肌张力障碍这种异常运动的持续性、模式化、特定条件下加重的特点使其有别于肌阵挛时单一、电击样的抽动样收缩,也不同于舞蹈症变换多姿、非持续性的收缩。震颤显然不同于肌张力障碍,但姿势性震颤可能是特发性肌张力障碍的一种临床表现(肌张力障碍性震颤),特发性肌张力障碍患者及其家族成员常伴有姿势性震颤。特发性震颤也是发生肌张力障碍的高危人群。实际上肌张力障碍的临床诊断和分类仍主要依赖详细的病史询问和体格检查,尤其是患者充分暴露于各种加重诱因时对不自主运动的动态观察和记录。

六、鉴别诊断

1.精神心理障碍引起的肌张力障碍

特点为常与感觉不适同时出现,固定姿势,没有感觉诡计效用,无人观察时好转,心理治疗、自我放松及明确疾病性质后可好转甚至痊愈。

2.器质性假性肌张力障碍

眼部感染、干眼症和眼睑下垂应与眼睑痉挛鉴别;牙关紧闭或颞下颌关节病变应与口—下颌肌张力障碍鉴别;颈椎骨关节畸形,外伤、疼痛或眩晕所致强迫头位、先天性颈肌力量不对称或第Ⅳ对脑神经麻痹所形成的代偿性姿势等应与痉挛性斜颈鉴别。其他需要鉴别的还有僵人综合征、颅后窝肿瘤、脊髓空洞症、裂孔疝—斜颈综合征等所表现的不正常姿势或动作。

七、治疗

（一）一般支持治疗

首先要进行心理治疗，充分与患者及其家属沟通，理解疾病的性质，建立对疗效的合理预期。加强心理疏导，避免焦虑、紧张、情绪波动，提高自我控制能力。多种感觉训练方法对局灶性肌张力障碍患者有益。生物反馈治疗、脊髓刺激治疗也有助于减轻症状，改善功能。特殊生活技能训练，佩戴墨镜、眼镜支架或颈托，使用矫形器械等可能有助于某些患者的症状改善，并减轻致残程度。

（二）病因治疗

明确肌张力障碍的病因，对其长期、根本的治疗最为关键，目前仅对一些症状性肌张力障碍采用特异性治疗。与 Wilson 病相关的肌张力障碍综合征可用青霉胺或硫酸锌促进铜盐排泄，多巴反应性肌张力障碍可用左旋多巴替代治疗，药物诱发的患者可及时停药并应用拮抗药治疗，由精神抑制药引起的急性肌张力障碍主要使用抗胆碱制剂，裂孔疝—斜颈综合征在胃部手术及病因治疗后斜颈及异常运动可完全消失。

（三）药物治疗

多数口服药物作用轻微或短暂，加大剂量时运动症状可有改善，但出现患者不能耐受的全身不良反应，如嗜睡、反应迟钝、口干、胃肠道不适、情绪异常等。

1.抗胆碱能药物

包括苯海索、普罗吩胺、苯扎托品等。苯海索可用于全身和节段型肌张力障碍，对儿童和青少年可能更为适宜。对长期应用抗精神病药物所致的迟发型肌张力障碍，抗胆碱能制剂常有较好疗效。对抗精神病药物、甲氧氯普胺等引起的急性肌张力障碍，主要也使用抗胆碱能制剂。

2.抗癫痫药

包括苯二氮䓬类、卡马西平、苯妥英钠等，主要对发作性运动性肌张力障碍有效。

3.抗多巴胺能药物

有Ⅳ级证据的研究报道应用经典抗精神病药如氟哌啶醇或匹莫齐特可缓解肌张力障碍的症状。

4.多巴胺能药物

左旋多巴及多巴胺受体激动药，包括复方左旋多巴等。儿童期发病，全身及节段型肌张力障碍的患者,治疗首选左旋多巴;小剂量开始,50～75mg/d,必要时逐渐加量,试用4～12周无效后撤药,以排除多巴反应性肌张力障碍(DRD)的诊断。DRD典型表现为对小剂量左旋多巴有显著且长久的疗效。

5.肌松药

巴氯芬对部分口－下颌等局灶或节段型肌张力障碍可能有效,尚缺乏足够的循证医学证据予以评价。

(四)肉毒毒素治疗

A型肉毒毒素注射可引起局部的化学性去神经支配作用,可迅速消除或缓解肌肉痉挛,重建主动肌与拮抗肌之间的力量平衡,改善肌肉异常或过度收缩相关的疼痛、震颤、姿势异常、运动障碍等表现,明显提高患者生活质量,故成为治疗肌张力障碍的有效手段。

(五)鞘内注射巴氯芬

应用于严重的全身型肌张力障碍,特别是伴有严重痉挛状态的患者。手术本身风险不大,但需要更换药泵和随访,存在药物相关的不良反应、感染和长期使用装置故障等问题。目前应用这种方法治疗原发性肌张力障碍证据不足。对于继发性肌张力障碍合并痉挛状态的患者可以试用。

(六)外科治疗

1.脑深部电刺激术(DBS)

对苍白球内侧部(GPi)或丘脑持续电刺激已应用于各种肌张力障碍的治疗,主要是药物治疗无效的患者。继发性肌张力障碍的改善不如原发性肌张力障碍。通常DBS置入后肌张力障碍性动作(迅速、肌阵挛和震颤样特征)可能在术后即刻或数小时至数日内改善,而肌张力障碍性姿势(强直样特征)一般要经过数周至数月才能延迟改善。原发性(家族性或散发性)全身型或节段型肌张力障碍和难治性痉挛性斜颈是苍白球DBS的最佳适应证。

2.选择性外周神经和肌肉切除

药物治疗或反复肉毒毒素注射没有反应的痉挛性斜颈患者,必要时可以用肌肉切除术。合并显著的肌张力障碍性动作(迅速、肌阵挛样特征)或合并头部震颤者不适合这种治疗。

3.射频毁损

单侧或双侧丘脑或苍白球立体定向射频消融一直是严重和难治性肌张力障碍首选的外科治疗方法,但只有少量数据可用来比较丘脑毁损术和苍白球毁损术的疗效。由于双侧射频消融手术出现严重不良反应的风险较高,目前不再推荐。

第三节　特发性震颤

特发性震颤(ET),是一种以上肢远端的姿势性或动作性震颤为特点的运动障碍性疾病,可伴有头部、口面部或声音震颤,30%～50%的患者有家族史,呈不完全外显性常染色体遗传。有研究显示,ET 的发病年龄可能呈现两个高峰,40 岁之前占 42.2%,60 岁之后占 57.8%。

一、临床特点

(1)以 4～12Hz 的姿势性或动作性震颤为主要特征,多数发生于手和前臂,也可累及头部(如颈部)、下肢、声音等,偶尔累及舌、面部、躯干等部位。震颤可以同时累及多个部位(如前臂和头部)。日常活动如书写、倒水、进食等可加重震颤,多数患者饮酒后症状减轻。随着病程的进展,震颤频率下降,而幅度增加,导致较为严重的功能障碍。震颤累及部位可逐渐增多,一般在上肢受累后数年出现头部震颤,躯干和下肢通常最晚累及。

(2)病情严重患者随着震颤幅度的增加而出现明显的功能障碍,如无法完成正常书写,无法当众讲话,甚至不能独立进食和穿衣,严重影响患者的社会活动、工作能力和日常生活能力。此外还有研究发现,ET 患者也可以出现小脑症状如共济失调和辨距不良步态,以及认知功能损害等。

二、临床分级

0 级:无震颤。

1 级:轻微,震颤不易察觉。

2 级:中度,震颤幅度<2cm,非致残。

3 级:明显,震颤幅度在 2～4cm,部分致残。

4 级:严重,震颤幅度超过 4cm,致残。

三、诊断

(一)核心诊断标准

(1)双手及前臂明显且持续的姿势性和(或)动作性震颤。

(2)不伴有其他神经系统体征(齿轮现象和 Froment 征除外)。

(3)可仅有头部震颤,但不伴有肌张力障碍。

(二)支持诊断标准

(1)病程超过 3 年。

(2)有阳性家族史。

(3)饮酒后震颤减轻。

(三)排除标准

(1)存在引起生理亢进性震颤的因素。

(2)正在或近期使用过致震颤药物或处于撤药期。

(3)起病前 3 个月内有神经系统外伤史。

(4)有精神性(心理性)震颤的病史或临床证据。

(5)突然起病或病情呈阶梯式进展恶化。

四、鉴别诊断

主要与其他具有震颤表现的运动障碍性疾病相鉴别。

1.帕金森病震颤

主要为静止性震颤,可合并动作性震颤,手部搓丸样震颤和下肢静止性震颤是帕金森病的典型表现。除震颤外,帕金森病患者常伴有动作迟缓、肌强直、姿势步态异常等。

2.小脑性震颤

主要为上肢和下肢的意向性震颤,常伴有小脑的其他体征,如共济失调、轮替运动异常、辨距不良等。

3.精神心理性震颤

多在有某些精神因素,如焦虑、紧张、恐惧时出现,与 ET 相比,其频率较快(8～12Hz),但幅度较小,有相应的心理学特点,去除诱发因素症状即可消失。

五、治疗

(一)治疗原则

(1)轻度震颤无须治疗。

(2)轻到中度患者由于工作或社交需要,可选择活动前 30min 服药以间歇性减轻症状。

(3)影响日常生活和工作的中到重度震颤,需要药物治疗。

(4)药物难治性重症患者可考虑手术治疗。

(5)头部或声音震颤患者可选择 A 型肉毒毒素注射治疗。

(二)药物治疗

治疗 ET 的药物分为一线、二线和三线用药。其中一线用药有普萘洛尔、阿罗洛尔、扑米酮,二线药物有加巴喷丁、托吡酯、阿普唑仑、阿替洛尔、索他洛尔、氯硝西泮,三线用药有氯氮平、纳多洛尔、尼莫地平、A 型肉毒毒素。普萘洛尔、阿罗洛尔和扑米酮是治疗 ET 的首选初始用药,当单药治疗无效时可联合应用。A 型肉毒毒素多点肌内注射可能对头部或声音震颤患者有效。

(三)手术治疗

非手术治疗无效,或药物治疗虽有效但其不良反应严重以至于患者无法承受者可考虑手术治疗。靶点为丘脑腹中间核(VIM),有效率可达 $80\% \sim 90\%$,主要改善肢体震颤,但双侧丘脑毁损术易出现构音障碍和认知功能障碍,应慎重。以 VIM 为靶点的 DBS 治疗若患者出现刺激耐受,或伴有感觉异常、构音障碍、多汗、局部疼痛等,可考虑更换靶点为 STN,但也可能存在复视、情绪改变和不宁腿综合征等不良反应。

参考文献

[1]徐晓胜.神经外科常见疾病诊疗常规[M].长春:吉林科学技术出版社,
    2014.

[2]周良辅.现代神经外科学[M].2版.上海:复旦大学出版社,2015.

[3]张建宁.神经外科学高级教程[M].北京:中华医学电子音像出版社,2016.

[4]赵继宗,周定标.神经外科学[M].3版.北京:人民卫生出版社,2014.

[5]李建民,李树峰.脑外伤新概念[M].北京:人民卫生出版社,2013.

[6]雷霆.神经外科疾病诊疗指南[M].3版.北京:科学出版社,2018.

[7]李晓兵.神经外科疾病诊疗新进展[M].西安:西安交通大学出版社,2014.

[8]许加军.神经外科疾病诊疗策略[M].长春:吉林科学技术出版社,2016.

[9]赵继宗.神经外科手术精要与并发症[M].2版.北京:北京大学医学出版社,
    2017.

[10]赵世光,陈忠平.颅脑肿瘤诊断与治疗精要[M].北京:人民卫生出版社,
    2015.

[11]何永生,黄光富,章翔.新编神经外科学[M].北京:人民卫生出版社,2014.

[12]李勇杰.功能神经外科学[M].北京:人民卫生出版社,2018.

[13]周良辅,赵继宗.脑卒中外科治疗[M].北京:人民卫生出版社,2016.

[14]张建宁,王任直,胡锦.神经外科重症监护手册[M].北京:人民卫生出版
    社,2016.

[15]杨树源,张建宁.神经外科学[M].2版.北京:人民卫生出版社,2015.

[16]格林伯格.神经外科手册[M].8版.南京:江苏科学技术出版社,2017.